ÉTUDE SUR UNE ÉPIDÉMIE

DE FIÈVRE TYPHOÏDE

OBSERVÉE DANS UN SERVICE

DE

L'HOPITAL DES ENFANTS-MALADES

(1876-1877)

PAR

Le Dr Émile BOUCHARD,

Ancien interne provisoire des hôpitaux de Paris.

———

PARIS

A. PARENT, IMPRIMEUR DE LA FACULTE DE MÉDECINE

29-31, RUE MONSIEUR-LE-PRINCE, 29-31

——

1878

ÉTUDE SUR UNE ÉPIDÉMIE

DE FIÈVRE TYPHOÏDE

OBSERVÉE DANS UN SERVICE

DE

L'HÔPITAL DES ENFANTS-MALADES

(1876-1877)

PAR

Le Dr Émile BOUCHARD,

Ancien interne provisoire des hôpitaux de Paris.

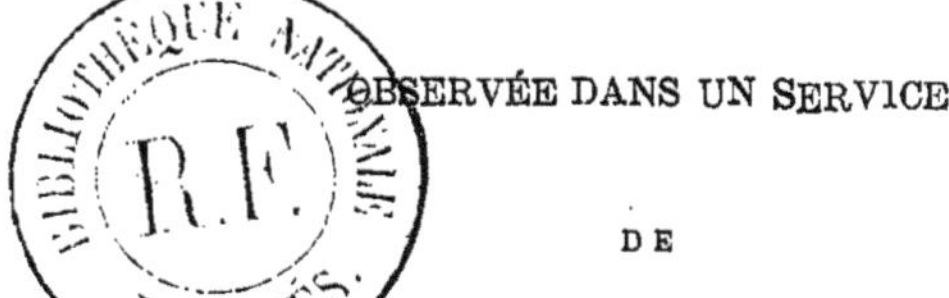

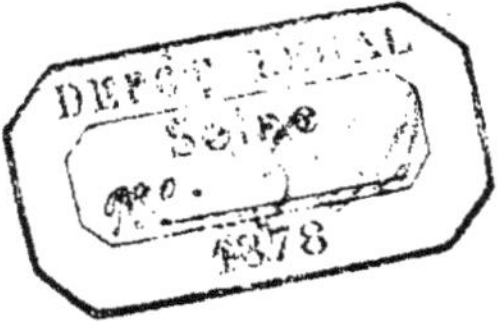

PARIS

A. PARENT, IMPRIMEUR DE LA FACULTE DE MÉDECINE

29-31, RUE MONSIEUR-LE-PRINCE, 29-31

—

1878

ÉTUDE SUR UNE ÉPIDÉMIE

DE

FIEVRE TYPHOIDE

OBSERVÉE DANS UN SERVICE

DE

L'HOPITAL DES ENFANTS-MALADES

(1876-1877)

INTRODUCTION

Nous avons eu l'avantage pendant notre passage à l'hôpital des Enfants malades, d'observer, dans les derniers mois de 1876 et les premiers de 1877, une épidémie de fièvre typhoïde. Profiter de cette occasion, pour traiter dans cette thèse, de la fièvre typhoïde de l'enfance, eût été revenir sur un sujet déjà souvent étudié, et bien au-dessus de nos forces. Il restait un parti plus modeste à prendre. Les épidémies de fièvre typhoïde se suivent sans se ressembler. Chacune se distingue par des caractères intéressants. Nous nous efforcerons dans ce travail, de mettre en évidence, ceux de l'épidémie que nous avons observée. En même temps que sera indiquée rapidement la fréquence relative des divers symptômes habituels de la maladie, nous insisterons plus longuement sur les modifications subies par certains appareils. Nous avons surtout remarqué l'inconstance des prodromes, et la difficulté dans certains cas d'en reconnaître l'existence, diverses manifestations douloureuses au début et dans le cours de la maladie ; le peu de fréquence du ballonnement du ventre ; l'absence de stupeur dans des formes graves ; la persistance de l'humidité buccale, avec des températures très-élevées. Les diverses manifestations thoraciques, la température, les complications seront ensuite passées en revue. Puis nous donnerons nos principaux types d'observations classées suivant leur gravité en plusieurs catégories. Nous terminerons par un aperçu du traitement extrêmement simple auquel les malades ont été soumis.

Ces observations ont été recueillies dans un seul service de l'hôpital des Enfants malades. Elles se partagent presque également, entre les filles et les garçons. Le diagnostic fut, dans tous les cas, posé par le chef de service. Les observations ont été rédigées par les élèves. La bonne moitié nous est personnelle. Nous devons les autres à l'obligeance de M. le Dr Archambault, auquel nous sommes heureux d'exprimer ici toute notre gratitude, pour les marques de bienveillant intérêt qu'il a bien voulu nous témoigner.

Nous avons emprunté également la statistique spéciale du service, rapportée dans le chapitre suivant. Elle nous fournira tout d'abord, avant que nous abordions notre sujet, certaines données sur le sexe des malades, l'époque de leur entrée et par suite la marche de l'épidémie. Quant à l'âge, nous dirons de suite que nous avons vu des malades de tous les âges, depuis 2 jusqu'à 15 ans. La majorité se trouvait entre 9 et 15 ans, avec un maximum pour la période de 9 à 10 ans.

CHAPITRE I

STATISTIQUE.

Le service comprend une salle de filles et une salle de garçons. 31 filles et 37 garçons y ont été soignés de la fièvre typhoïde, pendant l'épidémie. La proportion de garçons, un peu faible, tient à ce que la salle fut évacuée pendant le mois d'août.

Epoque des entrées. — Garçons. — Deux garçons sont entrés en septembre ; douze, en octobre ; huit, en novembre ; deux, en décembre ; sept, en janvier ; un, en février ; un, en mars ; deux, en avril, l'un venu du dehors, l'autre contagionné dans la salle.

Filles. — Sur les 31 filles, deux sont entrées en juillet ; deux, en août ; deux, en septembre ; cinq, en octobre ; sept, en novembre ; quatre, en décembre, auxquelles il faut ajouter un cas intérieur ; deux, en janvier ; une, en février ; trois, en mars ; une, en avril ; une, en mai.

Sur ces 68 malades, il y eut trois cas intérieurs ; deux chez les garçons ; un chez les filles.

Un des garçons, porté sur la statistique comme venu du dehors, rentrait dans le service en pleine fièvre typhoïde 15 jours après en être sorti. Sa mère avait voulu l'emmener bien qu'il fût un peu souffrant. En effet le soir même de sa sortie, il eut du délire. La première fois il était venu pour un ictère catarrhal.

L'autre garçon était convalescent d'une anasarque essentielle.

La fille venait d'avoir la scarlatine.

Sur nos 37 garçons, 5 ont succombé ; chez les filles, il y eut 8 morts. La proportion est donc de 13,80 p. 100 chez les premiers ; de 25,80 chez les secondes. Ce dernier chiffre serait effrayant, s'il n'était expliqué par la gravité exceptionnelle de la maladie chez certaines de nos malades. Nous sommes bien loin de la proportion moyenne des décès, donnée par les auteurs, qui est de 10 p. 100.

La majorité des décès survint dans la première moitié de l'épidémie ; c'est vers cette époque aussi qu'entrèrent le plus de malades.

Si l'on recherche dans le même service, ce qu'a été la fièvre typhoïde avant et après l'épidémie, on trouve : qu'au cours de 1876, de janvier à juillet, il y est présenté seulement quatre cas chez les garçons, trois chez les filles.

Puis en juillet deux de ces dernières ont été prises, et

la maladie suit ensuite la marche que nous avons indiquée.

En 1877, après la recrudescence que nous étudions,
survient une période de calme comprenant la fin de mai,
juin et juillet ; puis une nouvelle recrudescence, bien
moindre toutefois que la précédente.

CHAPITRE II

SYMPTOMES.

Prodromes ; *début*. — Lorsque nous parcourons nos
observations, pour rechercher les phénomènes prodro-
miques ou de début, nous trouvons que, dans la plupart,
ces deux ordres de phénomènes sont confondus. Dans
quelques faits rares, nous manquons absolument de
renseignements. Enfin, dans deux ou trois, des symptômes de maladies se montrent bien à partir d'une
certaine époque, mais il faut l'éruption caractéristique
pour reconnaître dans ces manifestations les prodromes, ou même le cours d'une dothiénentérie confirmée.
Dans l'un de ces cas il y avait coexistence de coqueluche ; dans l'autre, un amaigrissement hâtif avait fait
songer à la tuberculose.

Le plus souvent, la maladie a débuté, ou a été annoncée, par du malaise, de la céphalalgie, de la toux, de
la diarrhée (15 fois), bien que la constipation n'ait pas
été rare, de l'anorexie. A ces symptômes se sont joints
assez fréquemment des vomissements, des nausées,

moins souvént des épistaxis ; et ces dernières se sont
peu répétées.

Frisson. — Le frisson est signalé dans douze observations, et, dans deux conditions différentes ; ou bien
chez un enfant relativement bien portant, il indique
brusquement, joint aux nausées, aux vomissements et
à la céphalalgie, le début de la maladie ; ou bien très-
rarement, il a clos une période prodromique, dans laquelle les sujets n'ont éprouvé que du malaise.

Douleurs. — Dans treize observations sont notées des
manifestations douloureuses diverses ; des sensations de
brisement dans les membres, des douleurs dans le dos,
les lombes, à l'épigastre, dans le ventre ; une fois une
douleur très-vive dans l'hypochondre gauche.

Chaleur de la peau. — Ce n'est que dans deux cas intérieurs qu'elle nous a permis de reconnaître le début
de fièvres continues d'ailleurs légères. Et encore nous
n'avons pu saisir la marche de la poussée fébrile au début. La maladie très-atténuée, n'étant accusée que par
une légère diarrhée et un peu de céphalalgie, le mouvement de fièvre passa d'abord inaperçu ; ce n'est que
vers le quatrième ou cinquième jour, lorsque la température était déjà le soir à 40°, que l'on mit le thermomètre.

Chez tous les malades, à part 6 ou 7, le thermomètre
indiquait à l'entrée, entre 38° 5 et 39° 5, le matin ;
39° 5 et 40° 5, le soir. Cinq avaient le soir de l'entrée
41° ; la température du matin était en rapport. Deux

enfin avec 39° 5 et 40° le premier soir étaient seulement
à 37° le lendemain matin.

Troubles digestifs. — Nous avons constaté l'*anorexie*,
chez tous nos malades, à l'entrée. Chez presque tous,
ayant commencé au début de l'affection, ou pendant les
prodromes, lorsqu'il y en eut, elle disparut à partir du
treizième jusqu'au trente-deuxième jour de la maladie.

Dans les fièvres bénignes, l'appétit reparut parfois de
bonne heure, alors que la fièvre n'était pas encore tombée le matin. Pendant tout le cours de la maladie les
enfants prirent des bouillons, sur la fin des potages, et
au retour de l'appétit un peu de viande.

Diarrhée. — Sur nos 67 malades, 42 eurent de la
diarrhée dès l'entrée; dans 4 ou 5 cas la diarrhée
existait déjà depuis quelque temps quand se déclara la
dothiénentérie. La diarrhée fut parfois très-abondante au
début, les malades ayant jusqu'à 8 garde-robes dans les
vingt-quatre heures. Un de ces malades présentait à
l'entrée des phénomènes d'algidité. Dans un autre service du même hôpital la diarrhée présenta, chez quelques malades, une telle intensité qu'ils devinrent
algides comme dans le choléra infantile, et que le tracé
thermographique s'abaissa au-dessous de 36°.

Elle put être très-modérée, ne consistant qu'en 2 ou
3 selles; il en fut parfois ainsi de celle qui succédait à
la constipation.

Dans plusieurs fièvres typhoïdes graves, avec diarrhée intense, faiblesse très-grande, même chez des
enfants âgés, il y eut incontinence des matières. Un

de ces malades eut d'abord de l'incontinence; puis les selles redevinrent volontaires, et de nouveau inconscientes à l'approche de la mort bien qu'elles fussent demi-liquides.

Ce symptôme a présenté de grandes variétés au cours de la maladie. Quant à l'époque de sa disparition, on ne saurait l'indiquer d'une manière générale.

Constipation. — 11 malades eurent au début de la constipation; 2 la conservèrent pendant toute la durée de la maladie et on dut la combattre par des laxatifs. 2 autres eurent toujours des selles normales.

La constipation céda spontanément après quelques jours, ou sous l'influence des purgatifs. Malgré que ces purgatifs furent administrés avec la plus grande réserve, plusieurs malades eurent à la suite des garde-robes abondantes et de l'incontinence des matières.

La nature des garde-robes ne présenta rien de particulier, si ce n'est qu'une petite fille de 3 ans, eut au quatorzième jour, des selles un peu rougeâtres, comme si elles contenaient du sang; qu'une autre fille de 9 ans, après avoir eu une diarrhée abondante et noirâtre, jusqu'au vingt-quatrième jour, se plaignait à cette date, de vives douleurs à la marge de l'anus. L'examen fait après chloroformisation, laissa voir une large ulcération, qui guérit facilement, avec la pommade à l'iodoforme. Elle remontait à environ 1 centimètre au-dessus de l'orifice anal, de telle sorte que lorsque les plis radiés n'étaient pas effacés, on ne voyait que de petites fissures.

Bouche, langue, pharynx. — Quinze fois seulement la

bouche offrit l'aspect qu'elle a habituellement dans les fièvres typhoïdes intenses.

Dans un cas terminé par la mort le dixième jour, la bouche présentait ces caractères dès le sixième; par contre une autre malade, morte au début du second septénaire d'une forme ataxique, conserva la langue humide jusqu'à la veille de la mort. Alors elle se sécha et des exsudations sanguines se firent sur les gencives.

Plusieurs observations signalent seulement un état passager de sécheresse au milieu de la période d'état; ailleurs au centre de la face supérieure de l'organe un enduit saburral laissant pointer les papilles avec de la rougeur de la pointe et des bords, l'organe restant humide.

Dans certaines formes légères, la langue resta presque naturelle tout le temps de la maladie. Elle fut encore humide dans quelques cas de moyenne intensité malgré une température élevée.

Du côté du pharynx, nous avons trouvé de la rougeur, parfois limitée au voile du palais; du trouble de la déglutition, produit par l'encombrement du pharynx par des grumeaux muqueux, ayant coïncidé une ou deux fois avec des signes de laryngite; des enduits pultacés, une petite plaque diphthéritique restée isolée, mais bientôt suivie de tous les symptômes d'une diphthérie laryngée mortelle, une angine diphthéritique maligne.

Ce que nous avons surtout remarqué, c'est l'humidité persistante de la cavité buccale, malgré une température élevée, et la facilité avec laquelle celle-ci revenait, même dans des cas sévères, lorsqu'elle avait disparu au fort de l'affection.

Ballonnement du ventre.—Ce symptôme exista 24 fois; dans le tiers des cas fut peu prononcé et non complètement en rapport avec l'adynamie.

Deux fois les parois abdominales très-distendues, amincies, laissaient voir à travers leur épaisseur les mouvements des anses intestinales. Un des enfants se plaignait de vives coliques. Un garçon au vingt-troisième jour d'une fièvre d'allures plutôt favorables, avait déjà le ventre assez développé, quand on le vit encore augmenter de volume, en même temps que se formait un épanchement ascitique.

Chez 4 malades seulement le ventre fut déprimé tout le temps de la maladie. 3 eurent des accidents nerveux graves. Le 4e avait une fébricule mal dessinée, qui simula un instant la tuberculose.

Dans le reste des observations, c'est-à-dire dans le plus grand nombre, le ventre ne fut pas augmenté de volume, et pourtant il s'y trouve encore des cas graves.

L'abdomen fut 21 fois douloureux soit à la pression, soit spontanément; dans ces cas la douleur était diffuse et bien variable d'intensité.

11 malades présentèrent de la douleur iliaque, quelques-uns très-modérée; moins fréquemment la douleur fut localisée dans les hypochondres, dans les flancs ou au creux épigastrique.

Le gargouillement à la pression dans la fosse iliaque fut très-rare, puisqu'il n'est noté que 3 fois.

Céphalalgie.—L'existence de ce symptôme a été relevée 25 fois, toujours au début de la maladie : chez une malade, elle fut si vive du début à la terminaison fâcheuse qui eut lieu vers le septième jour, qu'au dehors on avait pensé à une méningite, d'autant plus que précédemment l'enfant avait eu des vomissements répétés.

Troubles cérébraux. — Le trouble des fonctions cérébrales s'est parfois manifesté par du changement de caractère, de la mauvaise humeur, de la lenteur dans les réponses, de l'hébétude, de la stupeur du visage; des étourdissements, lorsqu'on faisait asseoir les malades âgés.

Un certain nombre de malades eut pendant quelques jours le sommeil troublé par des rêvasseries; ou bien il y eut même à l'état de veille chez les plus jeunes de l'agitation qui forçait à les maintenir dans leur lit.

25 enfants eurent d'une façon évidente, du délire ou du subdelirium. Dans une forme ataxique, dans quelques formes sévères, il y eut du délire et le jour et la nuit. Dans la forme ataxique c'était un délire d'action. Une autre malade tuée au septième jour par une forme plus maligne encore que véritablement ataxique, la malade qui mourut le soir de son entrée, eut un peu de subdelirium avant la mort. Elle comprenait les questions, et répondait d'une façon embarrassée (obs. 14).

Dans les formes moins graves, il y avait seulement la nuit, du délire, du subdelirium et des rêvasseries. Le jour les malades étaient somnolents, et ne portaient aucune attention à ce qui se passait autour d'eux.

Le délire, dans les formes graves avec température élevée, se montra dans le premier septénaire. Dans la forme ataxique signalée plus haut (obs. 13), il était si violent au quatrième jour, qu'il nécessita l'application de la camisole. Il parut le plus souvent dans le second septénaire. Sa durée fut fort variable. Une grande fille n'eut un délire intense seulement que la nuit qui suivit son entrée.

D'autres fois, il cessa seulement le vingtième, le vingt-troisième jour.

Après sa disparition, il resta de la somnolence, de la stupeur encore pendant quelques jours; puis les enfants recommençaient à répondre aux questions, à s'occuper de ce qui se passait autour d'eux, et l'intelligence se réveillait assez vite.

Un garçon de 12 ans 1/2, mort au cinquante-septième jour dans le marasme, garda jusqu'à cette époque un état de stupeur profonde, d'idiotie. Il sortait de son état de prostration pour pousser des cris qui paraissaient inconscients. Il avait au siége des eschares profondes.

Motilité. — La tonicité musculaire subit des modifications chez tous les malades. Chez le plus grand nombre toutefois elles furent manifestes surtout à l'époque de la convalescence; la démarche alors était un peu hésitante; mais on pouvait lever les enfants aussitôt la fièvre tombée. Au cours de la maladie, c'est à peine si on remarquait un peu de lenteur dans les mouvements quand on les faisait asseoir pour les ausculter.

Plus accusé cet affaiblissement fut remarqué exceptionnellement, lors de l'admission d'enfants à la démarche déjà chancelante; le plus souvent on le reconnut à leur immobilité dans le décubitus dorsal, à l'impossibilité dans laquelle ils se trouvaient de se tenir assis sans être soutenus, à l'affaissement de la tête. Dans quelques observations, il se manifesta par une incontinence durable des matières fécales. A ces désordres rarement s'ajoutèrent du tremblement des lèvres, de la langue, de la voix; une faiblesse des mouvements d'inspiration se traduisant à l'auscultation par de la diminution du bruit respiratoire.

Le désordre de l'excitabilité musculaire se manifesta par de la tendance au renversement de la tête en arrière, à l'opisthotonos; par des soubresauts des tendons; par des contractions des muscles du visage qui grippaient la face; par des mouvements désordonnés des membres, de la tête, des yeux; par une attaque convulsive d'une demi-heure, qui fut terminée par la mort.

Contractures. — Une fille, sur l'histoire de laquelle nous aurons l'occasion de revenir plus loin, eut des contractures passagères dans le bras droit, qui était demi-fléchi.

Chez une autre fille, qui, par suite de la présence d'eschares au sacrum, se tint fort longtemps dans la même position, les cuisses demi-fléchies sur le bassin, une douleur violente empêchait au quarante-cinquième jour de rendre aux membres leur position normale; et, au septième mois les cuisses, les jambes décharnées étaient le siége de rétractions musculaires irrémédiables.

Sensibilité. — Treize fois il y eut des troubles de la

sensibilité. Bien que nous ayons déjà eu l'occasion d'en parler à propos des prodromes, il ne sera pas sans intérêt de revenir sur ce sujet. Une seule malade offrit pendant quelques jours, vers la fin de la seconde semaine une hyperesthésie cutanée telle qu'on ne pouvait la toucher sans qu'elle se plaignît, et qu'il était impossible de lui mettre le thermomètre.

Des phénomènes douloureux existèrent sept fois au début à l'épigastre, dans les hypochondres, dans la continuité des membres, dans les jambes sous forme de crampes. Des douleurs dans l'hypochondre gauche et aux lombes sont rapportées dans d'autres observations aux sixième et septième jours. Une fille de 8 ans offrait pour tous symptômes le soir d'entrée une température de 41°, un peu d'embarras de la langue et une douleur extrêmement vive dans l'hypochondre gauche. Cette douleur avait disparu le lendemain. Au dix-huitième jour, l'enfant se plaignait de douleurs dans les jambes; au cinquante-cinquième jour, elle fut reprise de douleurs de côté en même temps qu'elle eut beaucoup de fièvre. Elle eut plusieurs de ces reprises. On chercha en vain un développement anormal de la rate, ou quelque trouble de la sécrétion urinaire (obs. 8).

Un garçon de 14 ans ressentit également, vers le 18e jour, alors qu'il allait entrer en convalescence, des douleurs dans le côté gauche, assez vives pour gêner les mouvements respiratoires. Le 25e jour, à la suite d'un léger écart de régime, il est repris d'accidents fébriles, sa douleur de côté s'exaspère, s'accompagne d'une douleur dans le mollet correspondant; elles disparaissent l'une après deux, l'autre après cinq jours de durée. La douleur de côté le reprit du 32e au 38e jour ; au 44e jour, il se plaignait de douleurs dans les bras. Il était assez bien remis pourtant de la maladie principale pour sortir le lendemain.

Mais ces manifestations douloureuses ne furent, chez aucun enfant, si accusées, que chez une malade de 13 ans, dont nous donnons ici l'observation entière.

OBS. I.

La nommée H... Louise est entrée le 15 avril 1877, salle Ste-Geneviève, n° 5.

Elle fut prise, il y a 10 jours, d'une douleur dans le côté gauche. Depuis 8 jours elle est plus souffrante ; elle éprouve une fatigue générale, du brisement dans les membres, de la céphalalgie, des frissons. Elle eut des ʃvomissements ; pas de dévoiement, ni de douleurs de ventre ; elle est plutôt constipée. Au dehors, on lui prescrivit un vomitif qui ne modifia pas son état, et le médecin aurait parlé d'une fièvre continue.

15 avril matin. Etat actuel : Le visage est un peut défait ; elle se plaint d'une céphalalgie légère, d'une douleur dans le côté droit ; on trouve sur ce côté du thorax des croûtelles épidermiques, comme si elle avait eu une éruption vésiculeuse. Elle se plaint également de douleurs vagues dans les membres. Rien dans la poitrine ; langue saburrale ; constipation.

Quand on la vit le matin, elle venait d'entrer et le diagnostic fut réservé.

A la visite du soir, on la trouve avec une fièvre intense, des sueurs profuses d'une odeur pénétrante, des douleurs assez vives dans les membres inférieurs et les genoux, un bruit de souffle cardiaque avec un maximum très-net à la pointe.. T. m. 40,1 ; s. 40,5.

Le 16. Fièvre toujours vive ; mêmes douleurs dans les membres inférieurs, souffle intense à la pointe. On porte le diagnostic : rhumatisme. ,

On prescrit un vésicatoire sur la région précordiale ; toutes les heures 1 pilule contenant sulfate de quinine 0,05, vératrine 0,0015;

Bouchard.   2

tisane de chiendent avec 4 grammes de bicarbonate de soude, par pot. T. m. 40 ; s. 40,4.

Le 17. Persistance des sueurs et de la constipation. 2 verres de limonade purgative. T. m. 39,5 ; s. 39.

Le 18. Deux garde-robes avec le purgatif, la fièvre est toujours très-vive, les sueurs très-abondantes, les veines sous cutanées dilatées se voient très-bien par transparence. Les douleurs dans les membres inférieurs persistent. De nouvelles douleurs se font sentir dans les membres supérieurs; il n'y a de gonflement d'aucune jointure. Le bruit de souffle cardiaque est toujours intense. La langue est couverte d'un enduit blanchâtre épais. T. m. 39,6 ; s. 40,6.

Le 19. Mêmes symptômes, le visage se [déprime, l'enduit lingual reste épais, a de la tendance à sécher et à s'écailler. Sueurs, sudamina, constipation. Sensibilité générale du ventre sans ballonnement. T. m. 39,8 ; s. 40,6.

Le 20. L'état typhoïde s'accuse, l'intelligence reste intacte. La malade se tourne de temps en temps sur le côté. Mêmes phéno· mènes du côté du ventre; rien dans la poitrine, le souffle cardiaque est un peu atténué. Les douleurs sont surtout marquées dans les membres supérieurs. Contracture légère en flexion de l'avant-bras droit tenant soit à la sensibilité de l'articulation huméroccubitale, soit à une excitation médullaire directe. On parvient à vaincre cette contracture par des mouvements lents et doux. T. m. 40,2 ; s. 40,5.

Le 21. Aspect de plus en plus typhique, elle se plaint de la gorge. Les lèvres sont fuligineuses, la langue est couverte d'un enduit très-épais et un peu noirâtre ; sur le pharynx on ne trouve que des enduits pultacés. Pas de taches. Eruption sur le siége de larges papules sur lesquelles se forment de petites vésicules blanchâtres. On retrouve la contracture du bras droit. Il ne semble pas douteux que l'on soit en présence d'une forme anormale de fièvre typhoïde.

Potion au rhum et à l'ext. de quinquina ; limonade vineuse. T. m. 40.

Le 22. Rien de nouveau, sa gorge la gêne beaucoup pour avaler et pour parler. On ramène sur le pinceau destiné à la nettoyer, et trempé dans de l'eau de Vichy, des amas d'exsudats noirâtres, elle en est beaucoup soulagée. T. m. 40,2.

Le 23. Elle se plaint de douleurs dans les épaules, encore dans le coude droit, elles persistent dans les membres inférieurs. Elles sont réveillées par la pression, mais se manifestent aussi spontanément; surtout dans les jambes.

Enduit lingual fendillé, noirâtre ; même état de la gorge. Sueurs toujours abondantes, pas de ballonnement du ventre ni de taches. Elle a pris hier un purgatif qui a produit 3 selles abondantes. T. m. 39,6; s. 39,8.

Le 24. Mêmes douleurs, la gorge va mieux. Une garde-robe. T. m, 40,3; s. 40,8.

Le 25. Ventre très-sensible à la pression sans taches; est de nouveau constipée. Douleurs dans toute l'étendue des membres inférieurs, les supérieurs sont libres. Sueurs et sudamina.

L'enduit lingual est plus humide et moins épais. Les mouvements du pharynx sont encore gênés. Le souffle cardiaque persiste. T. m. 39,8; s. 40,1.

Le 26. T. m. 38,8 ; s. 39.

Le 27. T. m. 38,5 ; s. 39,2.

Le 28. T. m. 38,6 ; s. 40,2.

Le 29. Le ventre n'est plus douloureux, les dernières douleurs musculaires et articulaires ont disparu. Le bruit de souffle presiste. Constipation. L'enfant se trouve beaucoup mieux. T. m. 38, 4; s. 39,3.

Le 30. T. m., 37,2 ;

Le 1or mai, 38;1 ; 40,5 ;

Le 2. 37,8 ; 39,4 ;

Le 3. Va bien; ne souffre plus; mange avec appétit. Le bruit cardiaque est moins intense. T. m. 37,3; s. 39,1. 4 soir T. 37,4. 9 elle se lève, est un peu amaigrie; souffle persistant, Sortie le 12. Elle avait encore son bruit de souffle et perdait ses cheveux.

Il est difficile de trouver une fièvre typhoïde avec des manifestations douloureuses aussi généralisées. Il n'est pas ordinaire non plus de percevoir un bruit de souffle anssi manifeste que celui qui existait dans ce cas ; l'erreur du diagnostic était presque forcée. Mais, si nous avions eu affaire à un rhumatisme, il se fût développé, pendant le cours assez long de la maladie, du

gonflement vers quelque jointure ; or, l'on n'en découvrit jamais. Par contre, le ventre se tuméfia légèrement, et devint douleureux au cours de la période
d'état. La tenue fébrile fut celle d'une fièvre continue.
C'est sans doute cette forme, que M. Littré a désignée
sous le nom d'arthritique, qu'a décrite Chomel sous le
même nom, et que Forget, observant sur des adultes,
reconnaît avoir aussi confondue, au début, avec du
rhumatisme. On peut la rapprocher des faits qui furent
décrits, il y une dizaine d'années, par M. Fritz, sous le
nom de forme spinale. On doit remarquer que les fonctions cérébrales ne furent jamais troublées.

Taches rosées. — On les a trouvées 44 fois dans les
deux tiers des cas. L'époque précise de leur apparition
ne saurait être indiquée pour tous les malades. Il en est,
en effet, qui entraient avec l'éruption spécifique bien
formée, et dont l'histoire, à l'entrée, ne put être dé-
brouillée, ou ne put l'être qu'incomplètement. Pour ces
derniers, les dates ne seront qu'approximatives. C'est
ainsi que 6 malades, à l'entrée, devaient être parvenus :
du 8 au 10e ; du 10 au 15e ; au 11e ; au 13e ; au 15e ; au
16e jour. 5 fois il fut impossible d'avoir toute espèce de
renseignement. Chez le reste des malades, l'époque
d'apparition des taches a varié comme il suit : 4 malades étaient au 8e jour ; 9 au 9e ; 1 au 6e ; 3 au 7e ; 3 au
10e ; 2 au 11e ; 1 au 12e. Presque tous étaient donc dans
le second septénaire.

L'éruption en elle-même a présenté peu d'intérêt.
Dans la plupart des cas, elle fut très-légère, ne consistant qu'en quelques taches effacées au bout de deux à

sept jours. 6 malades eurent une éruption assez abondante. Chez eux, après s'être montrée bien formée dès le début, elle augmente encore les deux jours suivants. Les premières taches occupaient l'abdomen; deux fois formaient comme une couronne autour de l'ombilic; puis elles apparaissaient à la partie supérieure des cuisses, à la base du thorax, et jusque sur les bras. Il se faisait ainsi plusieurs poussées successives. Un autre, à son entrée, paraissait au déclin de la maladie; dix jours après, poussèrent de nouvelles taches, et la fièvre subit une recrudescence. Enfin, deux malades, pendant la convalescence, firent des rechutes, qui furent accompagnées de l'éruption spécifique. Les nouvelles taches étaient formées le second et le troisième jour de la réapparition de la fièvre.

Une fille, qui n'eut des taches rosées que le onzième jour, avait le septième des taches ombrées sur l'abdomen.

On ne put tirer de la présence des taches aucune donnée pronostique; elles manquèrent dans des formes bénignes; elles manquèrent également dans des formes graves. Leur absence s'explique dans ces dernières circonstances. Deux malades succombèrent le 7ᵉ jour; une au 12ᵉ; la poussée pouvait, à la rigueur, ne s'être pas encore faite. Il est vrai qu'une autre fille succomba au 16ᵉ jour, et qu'elle n'en présenta pas trace.

Si les taches ont manqué dans des fièvres typhoïdes bien dessinées, à plus forte raison peuvent-elles manquer dans des formes amoindries, comme on a eu souvent l'occasion d'en observer au cours de cette épidémie. Leur absence n'est donc pas suffisante pour faire

considérer comme atteints d'embarras gastriques fébriles
des malades qui n'ont que des fièvres typhoïdes légères.

Deux autres fois, on trouva sur un bras seulement
une petite tache purpurique.

Chez un autre enfant, on remarqua que nombreuses
piqûres de puces, qu'il présentait à l'entrée, avaient été
l'origine, vu son mauvais état général, de petites ecchymoses.

Comme autres phénomènes morbides observés du côté
du système tégumentaire, il nous faut encore signaler,
chez une petite fille, un érythème assez intense de la
peau, au pourtour de l'anus et des parties génitales;
chez un garçon, au moment de l'entrée, de la turgescence généralisée de la peau, comme s'il allait faire une
fièvre éruptive; cette turgescence, au huitième jour,
n'existait plus qu'au visage, aux mains, aux parties
déclives. Une éruption miliaire, survenue au treizième
jour, fut suivie d'amélioration.

Souvent les malades ont eu des sudamina et de la
moiteur de la peau au début de la période du déclin.

Des sueurs, et même des sueurs abondantes, ont existé
chez 5 sujets, et chez les 5 ne furent point un symptôme
favorable. Elles ne furent chez aucun aussi abondantes
que dans la forme arthritique dont nous avons parlé
plus haut. Les autres fois, elles se montrèrent chez un
garçon, au vingt-huitième jour de la maladie, au troisième d'une rechute sans gravité. Chez une fille, qui
eut dans la première quinzaine, à diverses reprises, des
sueurs localisées aux pieds, aux mains, au visage; et
cela pendant le sommeil. Elles reparurent à deux re-

prises pour quelques jours ; elles cessèrent définitive-
ment le vingt-neuvième jour.

Dans une forme ataxique, des sueurs profuses accompagnèrent, un peu avant la mort, une température de
42°. Des sueurs froides, coïncidant avec de la cyanose
du visage et des extrémités, furent vues pendant l'ago-
nie d'une fièvre à détermination thoracique. Enfin, chez
un dernier malade, atteint aussi d'une complication
thoracique intéressante, le visage, dans les derniers
jours, fut presque constamment couvert de gouttelettes
de sueurs.

Habitus extérieur.— L'habitus typhique fut rencontré 16 fois. 15 malades ne présentèrent d'autres particularités qu'un peu de fatigue, se réflétant sur le visage
et se faisant sentir dans leur manière d'être générale.
Chez tous les autres, il y eut un abattement plus ou
moins profond, mais n'allant pas jusqu'à les immobili-
ser dans le décubitus dorsal.

Il fut remarquable de ne trouver ni stupeur, ni
prostration, dans des fièvres assez graves. Une fille de
3 ans avait une éruption de taches très-manifeste,
qu'elle riait encore assise sur son lit. La même enfant,
au quatorzième jour de sa fièvre typhoïde, contracta la
scarlatine, et elle n'en fut pas plus abattue tout d'abord.
De même, une grande fille de 12 ans avait eu toute la
nuit du délire d'action, et le lendemain le visage était
presque naturel. Comme exemple, signalons encore cette
autre fille qui, après avoir eu du délire plusieurs nuits
de suite, jouait sur son lit le matin du jour qui suivit la

dernière. Elle n'était pas encore arrivée à la convalescence.

Chez les enfants le plus affaissés, le décubitus dorsal
a été la position favorite. Nous en avons vu cependant
couchés sur le côté, alors que la maladie était encore
dans sa période d'état.

Organes des sens.—Du côté des organes des sens, nous
avons à signaler plusieurs cas de surdité : deux plus
intéressants, parce qu'ils s'accompagnèrent d'otorrhée,
et chez une malade de douleurs extrêmement vives dans
le côté correspondant de la tête. Ces écoulements d'o-
reille apparurent dans le décours de la maladie. L'un
des sujets fut emporté par une autre complication; le
second guérit.

Les épistaxis manquèrent dans la majorité des cas,
puisque 13 malades seulement eurent des saignements
de nez. Ces pertes de sang apparurent chez 7 d'entre
eux la première semaine. Toutefois, l'un de ces derniers, après avoir eu quatre épistaxis dans les huit premiers jours, fut repris les treize, quatorze, quinzième
jours (obs. XV). Un autre saigna du nez les sept, huit, et
quinzième jour. Enfin, à part une observation où le
symptôme est noté le seizième jour seulement, il s'est
montré au cours du second septénaire chez les derniers
malades.

Troubles respiratoires. — Pendant tout le cours de
l'épidémie, ce sont les manifestations thoraciques qui
ont dominé la symptomatologie. Elles se sont présen-
tées à l'observation sous des formes variées : affaiblis-

sement du bruit respiratoire, trouble du rhythme respiratoire, trachéite, bronchite, hypostase pulmonaire, broncho-pneumonie simple et tuberculeuse, pleurésie.

Trois enfants, au début de la maladie et dans la période d'état, ont présenté une faiblesse toute particulière du bruit respiratoire, coïncidant avec une dépression des forces assez considérable, un peu de bronchite, mais pas la moindre diminution de sonorité, et s'accompagnant d'une certaine dyspnée. Chez un d'eux, on trouva, dans les derniers jours, de la submatité, puis du souffle le jour de la mort; mais, entre la submatité de la dernière période et la faiblesse du bruit respiratoire du début, il n'existe pas de rapport.

Un garçon, entré à l'hôpital au quinzième jour d'une fièvre grave, avec délire, présentait une respiration analogue à celle d'un méningitique. Les mouvements respiratoires étaient inégaux en force et en durée; on put noter de vraies pauses comme dans la méningite tuberculeuse. Ce type respiratoire fut encore appréciable, par moments, du dix-sept au vingt-troisième jour; puis des phénomènes d'hypostase apparurent, qui régularisèrent les mouvements respiratoires en augmentant leur fréquence.

Les lésions thoraciques habituelles, bronchite, broncho-pneumonie, etc., sont relevées dans 46 observations. Dans toutes, la bronchite a d'abord existé; elle resta simple dans le plus grand nombre; dans les autres, elle fut, par son extension, le point de départ de lésions plus profondes. Chez 15 malades, la bronchite fut, au début, limitée aux grosses bronches. Une toux, le plus souvent légère, mais parfois aussi fatigante et quinteuse, en était le seul symptôme. A l'auscultation, le bruit respiratoire était pur de râles, et c'est tout au plus si, chez 2 ou 3 malades, il offrait un peu de rudesse.

Puis la toux devenait plus fréquente, et, soit à la fin du premier septénaire, soit dans le cours du second, apparaissaient des râles de bronchite. Les autres enfants, que nous les ayons vus à une période assez avancée de la maladie, que le catarrhe ait gagné rapidement les bronches, avaient, à l'entrée, des signes de bronchite. Dans la grande majorité des cas, la bronchite est restée simple. Mais elle a présenté de notables différence d'intensité. Dans les cas légers, les râles étaient limités aux parties postérieures du thorax, souvent à certaines régions. Plus intense, le catarrhe put durer jusqu'au cours du quatrième septénaire; dans toute la poitrine, existaient des râles sibilants nombreux. Leur abondance variait d'un jour à l'autre. Chez quelques enfants, à un moment donné, ils furent assez nombreux pour donner lieu à de l'oppression et à une teinte légèrement cyanotique du visage.

13 malades présentèrent des lésions thoraciques plus profondes. Une petite fille de 3 ans et demi eut, au dix-septième jour, une pleurésie gauche qui dura jusqu'au vingt-cinquième jour. Un garçon de 10 ans offrit une complication qui évolua si singulièrement, et le résultat de l'autopsie fut si inattendu, que nous croyons devoir rapporter ici l'observation.

Obs. II.

Le nommé D... (Joseph), âgé de 8 ans, est entré le 17 avril 1877, salle Saint-Louis.

Cet enfant est déjà venu, il y a un an, dans cet hôpital se faire soigner pour une angine et une bronchite. Il avait eu antérieurement la rougeole et la scarlatine. Le père est d'une santé fort suspecte.

L'enfant a été pris subitement vendredi d'un grand frisson, de malaise, et dut s'aliter le lendemain. Il entre à l'hôpital le mardi 17.

17 avril soir. T. s. 40,6. L'abattement est déjà considérable : la langue peu saburrale, ventre un peu tendu, non douloureux, sans taches ; pas de diarrhée. La peau est chaude, la respiration plus rude que normalement, sans râles.

Le 18. T. m. 40,4 ; s. 40,4. Mêmes symptômes, prostration plus marquée. Légère céphalalgie. Est constipé, a pris hier un lavement émollient, sans effet. Huile de ricin, 15 gr. Bouillons.

Le 19. T. m. 40,4 ; s. 40,7 ; p. 158 ; R. 62. Une garde-robe avec l'huile de ricin ; la postration fait toujours des progrès, ventre plus ballonné, sans taches. La figure exprime la souffrance, on a peine à l'asseoir ; se plaint de la tête.

Il tousse fréquemment, la sonorité thoracique est diminuée à droite en arrière, et en bas. A ce niveau on perçoit quelques *râles*. Tout en haut, du même côté en arrière, point de *souffle*.

Le 20. Sans taches, *souffle* plus étendu ayant la force d'un souffle de pneumonie franche ; pas de râles. T. m. 40,2 ; s. 40,3 ; Resp. 72.

Limonade vineuse. Rhum. Ext. quinquina. Bouillons.

Le 21. Le *souffle* s'est étendu, il occupe tout le haut de la fosse sous-épineuse, s'accompagne de matité, est circonscrit vers l'aisselle par des *râles* crépitants fins et secs. Rien de l'autre côté, rien en avant.

Sur l'abdomen, sont aparues des *taches rosées*. Le ventre est très-ballonné, la diarrhée s'est établie. Le visage prend le cachet typhique. La langue, couverte à son centre d'un épais enduit jaunâtre, reste humide. T. m. 39,8.

Vésicatoire pendant 3 heures, sur le point de pneumonie. Même traitement.

Le 22. Mêmes phénomènes généraux, mêmes signes au sommet droit en arrière, toujours rien à gauche. Grande oppression.

Le soir, on n'entend plus le souffle que dans la fosse sus-épineuse ; dans toute la hauteur en arrière sont disséminés des râles sous-crépitants, quelques-uns assez fins. Il existe à gauche du souffle à la partie moyenne en arrière; matité dans toute la hauteur du poumon droit en arrière, submatité au niveau du point soufflant à gauche. T. m., 39,7 ; s., 40,2 ; R. 72.

Le 23. A droite, souffle de nouveau plus étendu ; à gauche, râle sous-crépitants nombreux dans le 1/3 inférieur. Dans les lobes intérieurs râles sibilants ; mêmes résultats de la percussion, mêmes phénomènes généraux. T. m., 39,9 ; s., 40,2.

Le 24. Il n'y a plus que des râles assez fins en certains points. Oppression toujours considérable.

Le ventre est très-ballonné ; diarrhée modérée. La figure est pâle, les lèvres croûteuses, cyanosées. T. m., 40 ; s., 39,7 ; P. 145 ; R., 65.

Le 25. Le souffle a reparu, tout en haut, à droite et en arrière ; en outre il y a du souffle, à la partie moyenne, du même côté, toujours en arrière ; mêmes râles sous-crépitants fins et moyens ; matité dans toute la hauteur du même côté. A la base gauche, en arrière, râles sous-crépitants fins et nombreux sans souffle. En avant, râles sibilants ; autant d'oppression. T. m., 39,5 ; s., 40,6 P. 156 ; R. 67.

Le 26. Même état du poumon droit, à gauche, il n'y a de pris en ce moment que la partie postérieure de la base.

L'enfant, très-déprimé, va sous lui en diarrhée. Subdelirium nocturne. T. m., 39,6 ; s., 40,5 ; P. 144 ; R. 60.

Le 28. Diarrhée moindre ; même état de la poitrine. T. m., 39,4 ; s., 40,2.

Le 29. T. m.. 39,8 ; s., 40 ; R. 60 ; P. 144.

Le 30. T. m., 37,9 ; s., 39,2 ; R. 47 ; P. 144.

Le 1er mai. M., 39,4 ; s., 39,4 ; R. 60 ; P. 144.

Le 2. T. m., 39,4 ; s., 39,5. L'état de la poitrine est le même. Les jours précédents, les signes ont présenté les mêmes oscillations que celles signalées plus haut, avec cette particularité qu'au milieu des râles congestifs et mobiles, il persiste toujours du souffle et de la matité à droite ; à gauche de la diminution de sonorité et des râles à la base en arrière.

L'enfant est alimenté légèrement, il prend un peu de potage et un peu de viande.

L'état général devient de plus en plus mauvais. La figure est pâle, défaite, les traits tirés, le corps amaigri. Le visage est couvert de gouttelettes de sueur. La diarrhée est plutôt moindre ; mais les selles restent involontaires. Au niveau du bord antérieur du sterno-mastoïdien gauche, gonflement douloureux sans rougeur.

Le 3. Le gonflement a beaucoup augmenté; il s'avance en haut jusqu'au dessous de l'angle de la mâchoire. Mêmes symptômes. T. m., 40,1 ; s., 40,2.

Le 4. La tuméfaction est plus circonscrite ; on peut sentir sous la peau des ganglions tuméfiés. Etat général de plus en plus mauvais; pourtant l'enfant mange encore, et n'a plus de diarrhée. Subdélirium fréquent. Etat semi-comateux, cris presque continuels. Il porte sans cesse les mains à ses lèvres qu'il écorche et fait saigner. L'état de la poitrine ne se modifie pas. T. m., 40 ; s., 40,1.

Il succombe le 6 au matin aux progrès de l'adynamie. Il est couvert d'une sueur froide. La température depuis un jour est tombée à 39°.

Autopsie. — La coloration des poumons est violacée, surtout vers les bases dont la consistance est notablement augmentée. Il existe quelques adhérences pleurales, paraissant récentes ; par places, la coloration est aussi foncée que s'il existait des infarctus. Insufflé le tissu du poumon cède partout, sauf au niveau des bords postérieurs des lobes inférieurs, et du bord postérieur du lobe moyen droit. L'organe, fendu suivant ce bord postérieur, permet de constater des noyaux de broncho-pneumonie, au niveau du lobe moyen droit et du lobe inférieur gauche. Au niveau du lobe inférieur droit, on tombe sur un foyer constitué par une dizaine de petites masses tuberculeuses, la plupart à l'état de tubercules crus, quelques-unes en voie de ramollissement, et converties en cavernules. Le tissu pulmonaire environnant est rouge; la densité est augmentée.

Les ganglions médiastinaux sont augmentés de volume, ramollis sans qu'on y trouve de tubercules. On remarque à droite, sur la bronche principale et sur celle qui va au lobe inférieur, deux pertes de substance communiquant avec ces foyers ramollis.

Le cœur est volumineux; son tissu est mou et se laisse déchirer. Le foie est gras ; les reins en voie de dégénérescence ; la rate diffluente.

Les ganglions mésentériques sont augmentés de volume et infiltrés de sang. Sur toute l'étendue de la muqueuse intestinale, on trouve de nombreuses ecchymoses ; à environ 0,50 de la valvule iléo-cæcale, une petite masse tuberculeuse, demi-transparente, de la grosseur d'une graine de lin. Les tuniques de l'intestin sont infiltrées de sang. Les plaques de Peyer sont à peine augmentées de volume. Au voisinage de la valvule existent quelques plaques molles dont 3 ou 4 sont ulcérées.

Un premier point à mettre en relief dans cette observation, c'est la coïncidence de la fièvre typhoïde avec une tuberculose naissante. Ce fait eût présenté plus d'intérêt il y a une quinzaine d'années, alors que M. Rilliet et Barthez pouvaient se prononcer contre la coexistence de la tuberculose et de la fièvre typhoïde, et dire même que la fièvre typhoïde touchait de préférence les constitutions robustes. Aujourd'hui, ces deux opinions ne sont plus fondées. A cette époque, pourtant, des exemples assez nombreux de tuberculose consécutive à la dothiénentérie avaient été recueillis chez l'adulte par Laennec, Forget, Grisolle. Taupin, dès 1840, citait des exemples d'enfants devenus tuberculeux après la même maladie. Ici, non-seulement il y a coexistence, mais il n'est pas douteux que les deux maladies ne se soient influencées réciproquement.

Le diagnostic porté à l'entrée avait été fièvre typhoïde, malgré le début brusque, le violent frisson, la toux. L'enfant, en effet, était déjà très-prostré. D'autre part, les phénomènes thoraciques étaient presque négatifs. Les jours suivants, les phénomènes typhoïdes persistent, les taches manquent encore, et l'on trouve un souffle aussi fort que celui d'une pneumonie franche dans un des sommets.

Ces deux particularités ébranlèrent le premier diagnostic, mais il fut bientôt confirmé par l'apparition des taches ; puis les manifestations thoraciques prirent tous les caractères de la broncho-pneumonie.

L'autopsie nous paraît avoir démontré en partie la cause de ces exceptions, c'est-à-dire de l'apparition des signes physiques d'une pneumonie franche dans un des sommets, au début d'une fièvre continue. Il existait déjà, dans un des poumons, une masse tuberculeuse dont la fièvre typhoïde, en provoquant ses phénomènes thoraciques habituels, accéléra l'évolution. D'autre part, ne peut-on pas admettre que la présence de cette masse tuberculeuse a exagéré la fluxion habituelle à la maladie, au point de faire apparaître, dès le début, une complication généralement plus tardive.

Il nous reste à parler de onze malades qui ont présenté diverses complications thoraciques. Alors, à la bronchite du début sont venues s'ajouter, à une époque plus ou moins rapprochée, des lésions hypostatiques ou des lésions inflammatoires, ou encore un mélange de ces deux genres de lésions.

La date d'apparition de ces lésions a bien varié. L'état de la poitrine s'est ainsi aggravé : le neuvième jour, le onzième, une fois le douzième, le dix-septième, deux fois le dix-huitième, le vingt et unième, le vingt-troisième, le vingt-sixième, le vingt-septième.

Si l'on fait exception pour une petite fille de trois ans et demi qui présenta au vingt-sixième jour des signes de broncho-pneumonie, laquelle suivit la marche, et eut la terminaison des broncho-pneumonies cachectiques ; si l'on fait exception pour cette enfant, les trois sujets chez lesquels l'état de la poitrine s'aggrava le plus tôt, furent atteints de lésions se rapprochant beaucoup par leurs signes des inflammations pulmonaires.

Chez les six derniers les altérations se sont révélées par des signes bien plus incomplets qui furent ceux des lésions hypostatiques. On verra plus loin, par le résultat de deux autopsies, que ces différences symptomatiques répondaient à des altérations parenchymateuses différentes.

Tous ces malades avaient des fièvres typhoïdes graves s'accompagnant d'une prostration considérable chez quelques-uns, et de catarrhe pulmonaire étendu. Une fille de 7 ans toussait seulement depuis un jour quand on découvrit dans sa poitrine les signes d'une lésion parenchymateuse. L'affection pulmonaire chez cette enfant (obs. XI) différa par sa marche de ce qu'elle fut chez les autres sujets qui ont présenté des symptômes inflammatoires. Elle présenta successivement, dans les deux côtés de la matité, du souffle bronchique, de la résonnance de la voix. La matité fut pendant longtemps plus étendue qu'elle n'est habituellement dans la broncho-pneumonie. Les signes furent cependant ceux de cette affection, en eurent la mobilité et la durée. Ils avaient paru le douzième jour ; ils existaient encore amoindris le cinquante-deuxième ; ce fut seulement le soixante-troisième jour que tout signe thoracique disparut. La convalescence promettait d'être très-longue. C'est le seul cas de guérison observé parmi les malades atteints de lésions inflammatoires. Les autres eurent pendant quelques jours, au cours du second septénaire, des signes de congestion pulmonaire, diminution de sonorité, râles abondants sibilants et sous-crépitants assez fins ; puis la matité devint plus complète, en même temps qu'on entendit du souffle, que l'oppression (obs. XII) augmenta considérablement et qu'apparurent des phénomènes asphyxiques rapidement mortels.

Les six enfants qui ont présenté des signes d'hypostas se trouvaient dans le troisième et le quatrième septénaire de fièvres plus ou moins graves ; l'abattement était encore très-marqué. Il se forma pendant quelques jours une agglomération de râles muqueux dans un des points déclives. La sonorité thoracique y fut diminuée, le bruit respiratoire plus faible, une ou deux fois légèrement soufflant pendant l'expiration. Un seul de ces enfants mourut, et encore d'une autre complication ; les signes d'hypostase disparurent chez les autres plus ou moins rapidement, laissant à leur suite les signes de bronchite qui les avaient précédés.

Dans ce cas terminé par la mort au quarante et unième jour, les signes qui annonçaient l'engouement passif du poumon occupèrent toujours la base droite. Il faut dire que l'enfant se tenait de préférence sur le côté droit. Vers le dix-septième jour on reconnut une respiration imparfaite de ce côté ; le lendemain on y constata de la matité sans souffle, et ces mêmes signes durèrent jusqu'à la mort, présentant seulement des différences d'intensité.

A l'autopsie le poumon qui était depuis si longtemps malade n'était pas atélectasié ; sa coloration était plus foncée, la consistance du tissu un peu augmentée ; mais tout l'organe se laissa insuffler. On trouvera plus loin (obs. XII) le compte-rendu d'une autre autopsie que l'on pourra comparer aux quelques lignes qui précèdent.

Bouchard.   3

L'enfant avait rapidement succombé à des signes de pneumonie bâtarde.

La chaleur de la peau n'augmenta pas sensiblement à l'apparition de ces désordres. Plusieurs malades avaient de la fréquence, de la mollesse et un peu d'irrégularité du pouls. Deux, qui succombèrent deux jours après l'apparition de complications inflammatoires, avaient le pouls fréquent et petit. L'asphyxie fut rapide.

Le visage de tous ces enfants avait quelque chose de spécial : leurs lèvres, le plus souvent couvertes de fuliginosités, étaient cyanosées à des degrés divers ; sur les joues amaigries se formaient des plaques rouges violacées.

CHAPITRE III

COMPLICATIONS.

Nous avons déjà eu l'occasion, en parlant des symptômes, de signaler les complications qui ne sont que l'exagération des symptômes accoutumés de la maladie. Nous parlerons ici des complications proprement dites ; elles ont porté sur le cerveau, le poumon, l'intestin, le système cutané, le système vasculaire.

1° Une petite fille de 4 ans présenta pendant la vie des symptômes cérébraux qui dominaient les symptômes de la fièvre typhoïde, et l'autopsie révéla une méningite subaiguë.

Voici l'observation : L'enfant, malade depuis huit jours, avait de la fièvre et de la diarrhée quand, le 18 décembre 1876, elle entra dans le service. Le visage était coloré, les yeux injectés, la bouche fuligineuse, le ventre plutôt retracté sans taches, non sensible ; la diarrhée assez abondante. Si on cherchait à l'asseoir, elle s'affaissait et la tête retombait en arrière.

Pouls régulier, 144 ; T. m., 38,3 ; T. s., 40°,

19. Pas de garde-robes depuis hier soir ; yeux vitreux ; paraît comprendre lorsqu'on prononce son nom. Elle pousse des plaintes fréquentes et agite à droite, à gauche sa tête qu'elle renverse en arrière. Le ventre est déprimé sans taches.

T. m., 37,6, P. 138 ; s., 38,6.

20. L'enfant conserve presque constamment ses yeux ouverts ; pas de strabisme ; elle ne comprend plus ce qu'on lui dit, tourne constamment sa tête à droite à gauche, la frotte contre l'oreiller et la tient toujours renversée. Elle s'assoupit pendant quelques instants puis se réveille en agitant ses bras et poussant des plaintes ; le ventre, depuis hier, ne s'est pas rétracté davantage. Rien à l'auscultation ; elle succombe dans la journée.

T. m., 40,4 ; P. 162, rég. ; R. 48, rég.

A l'autopsie on trouve les plaques de Peyer malades, suffisamment pour confirmer le diagnostic : fièvre typhoïde.

Les poumons sont atélectasiés et gorgés de sang à la partie postérieure de leur base. Pas de trace de granulations tuberculeuses

Les deux feuillets de l'arachnoïde cérébrale présentent

de légères adhérences sur toute l'étendue de la con
vexité. Les veines cérébrales sont très-développées, les
méninges injectées. Sur la convexité, le long de la
grande scissure interhémisphérique, le liquide sous-
arachnoïdien présente une teinte louche ; la pie-mère
est opalescente par places ; pas la moindre granulation
tuberculeuse ni à la convexité, ni dans la scissure.

2° Nous avons déjà eu l'occasion de rapporter l'observation de ce garçon qui avait eu au début de la fièvre
des tubercules récents dans un des poumons. La mort
fut probablement le résultat du concours de ces deux
maladies et hâtées par lui.

Une fille de 10 ans 1ı2 mourut également tuberculeuse, mais dans le cours du septième mois. Ses parents
étaient bien portants. Elle-même à l'entrée paraissait
très-développée pour son âge. Elle fit une fièvre adynamique grave. Elle eut vers la fin de la fièvre
des eschares profondes. L'état général put être relevé
passagèrement après l'apparition de ces eschares; mais
la santé s'affaiblit bientôt à nouveau, à la suite de la
suppuration abondante dont ces clapiers étaient le siége,
on vit la toux devenir persistante, en même temps que
les signes physiques de la tuberculose devenaient appré-
ciables ; l'enfant maigrit considérablement et quand elle
mourut après une maladie de sept mois et demi de
durée, elle avait sous la clavicule gauche une excavation
énorme au niveau de laquelle on percevait du bruit de
pot fêlé à la percussion et à l'auscultation du gargouil-
ement ou de la respiration amphorique.

Après l'ouverture du thorax on trouva dans tout le
parenchyme pulmonaire des foyers d'infiltration gris

et dans le sommet gauche, une grande excavation qui était seulement limitée par une mince lame de tissu altéré. Il y avait quelques granulations tuberculeuses sous le péritoine. On retrouvait exactement le long de l'intestin la place des ulcérations typhoïdes.

3° Un cas de *perforation* intestinale a été observé. Le malade était un garçon de 12 ans qui avait dû se trouver avant son entrée à l'hôpital dans des conditions hygiéniques déplorables. La maladie semblait parvenue au quinzième jour ; la maigreur déjà notable à cette époque faisait des progrès à mesure que la fièvre avançait en âge. Aussi, bien que les symptômes ne se soient amendés que d'une manière insignifiante, on tenta l'alimentation solide, sagement réglée.

La maigreur devenait de plus en plus grande, la fièvre restait très-vive, voisine de 40° le soir.

Le trente-septième jour, il eut de petits frissons, la température s'éleva le matin à 41,1 ; le soir à 41,3. L'enfant refusait toute autre nourriture que des potages.

Trente-huitième jour. T. m., 38,5 ; s., 40,2.

L'amaigrissement continue, l'enfant prend avec dégoût ses potages. Ventre peu ballonné. Engouement hypostatique de la base du poumon droit.

Trente-neuvième jour. T. m., 39,3 ; s., 39,2.

Quelques vomissements dans la journée.

Quarantième jour. A encore vomi à plusieurs reprises ; ne prend presque rien ; au repas du soir a rejeté le peu qu'il a pris. T. m., 39,5 ; s., 40°.

Quarante-et-unième jour. T. m., 40,6. Depuis hier on ne le dérange plus pour l'ausculter. La faiblesse est extrême ; le pouls petit et fréquent. L'enfant est d'une maigreur extrême, d'une prostration considérable; ne s'alimente plus, ne se plaint pas. Il succombe à 3 heures de l'après-midi.

Autopsie. — A l'ouverture de l'abdomen, il s'échappe un liquide teint par des matières intestinales. Les anses intestinales modérément distendues sont agglutinées par des adhérences lâches et recouvertes d'exsudations pseudo-membraneuses naissantes.

En faisant passer un courant d'eau dans l'intestin, on trouve à 60 centimètres environ de la valvule iléo-cæcale, deux perforations peu distantes l'une de l'autre, malgré que l'enfant soit mort après le quarantième jour, il existe encore un grand nombre de plaques altérées. Elles ont l'aspect des plaques dures, et leur surface n'est pas encore détergée ; à côté de ces plaques s'en trouvent d'autres simplement augmentées de volume.

4° Un garçon présenta au vingt-troisième jour une complication au moins aussi rare que la perforation chez les enfants.

Il avait eu tout le temps de la maladie un ballonnement du ventre assez considérable. On crut toutefois remarquer le vingt-troisième jour que le ventre était plus volumineux ; la percussion révélait un épanchement *ascitique*. Il se trouvait que cet enfant avait été soigné le mois précédent dans la même salle pour un ictère catarrhal. Mais le foie ne présentait aucun signe morbide lorsque parut l'ascite. L'urine n'était pas albumineuse ; il n'y avait rien au cœur. La température du matin était encore beaucoup au-dessus de la normale, celle du soir à 40°. M. Archambault, attribuant la complication à l'hydrémie, alimenta substantiellement l'enfant malgré la fièvre.

L'épanchement augmenta encore quelques jours ; le scrotum lui-même était infiltré. La température ne s'éleva pas davantage sous l'influence de ce régime. Le trente-sixième jour seulement, l'ascite et l'œdème du scrotum avaient disparu. Depuis six jours la température du matin était à la normale.

5° Les complications cutanées ont consisté en éruptions acnéiformes, furonculeuses, effectuées à plusieurs reprises et ayant laissé à leur suite des ulcérations qui ne tardèrent pas à en guérir, abcès sous-cutanés (obs. IX). Deux autres malades eurent de petits abcès sous la peau des joues.

Dans une fièvre typhoïde grave, il parut au vingtième jour des extravasations capillaires sur le dos des mains ; au vingt-troisième des pétéchies sur la peau du dos de la main et du ventre. Ces pétéchies persistèrent jusqu'à la mort, c'est-à-dire jusqu'au cinquante-septième jour.

Toutes les fois que la maladie s'est un peu prolongée, il s'est formé des rougeurs aux points comprimés par suite du décubitus dorsal. Mais nous ne trouvons que chez trois malades de véritables eschares. Encore chez l'un de ces sujets ce furent plutôt des érosions un peu profondes que des eschares. Le second est ce malade que nous venons de signaler comme ayant eu des suffusions sanguines sous-cutanées. Au vingt-troisième jour, on découvrit une eschare au sacrum. L'état général devint de plus en plus mauvais ; des mortifications se produisirent en plusieurs endroits sur le siége. Elles se transformèrent vers la fin de la maladie en des sortes de clapiers purulents; le malade s'éteignit au cinquante-septième jour dans le dernier degré de marasme.

Le troisième sujet est une fille de 11 ans, qui après avoir eu comme les autres des rougeurs sur le siége, y présenta le vingt-huitième jour de la fièvre une écorchure sur la région cocygienne. Elle se couchait alors sur le côté pour éviter les douleurs causées par le décubitus sur la partie excoriée. Il se forma ainsi successivement, le vingt-neuvième jour, des rougeurs sur la région trochantérienne gauche, puis une eschare en ce point, puis une eschare plus petite de l'autre côté. Les parties mortifiées se détergèrent; il en résulta la formation à gauche d'une profonde perte de substance. La malade lutta longtemps et mourut tuberculeuse comme nous l'avons vu plus haut. Elle était dans le septième mois. La mortification des tissus à gauche s'étendait alors si profondément que l'articulation coxo-fémorale correspondante était ouverte et la tête luxée dans la fosse iliaque externe.

Trois fois les fièvres éruptives sont venues compliquer la maladie, à des époques diverses.

Une petite fille convalescente eut une scarlatine tout à fait fugace bientôt suivie d'une rougeole des mieux sorties. L'enfant se remit lentement, mais bien néanmoins. Une autre enfant eut au quatorzième jour, alors que les taches persistaient encore, une scarlatine assez bien sortie qui dura jusqu'au vingtième jour.

6° Nous avons peu de chose à dire des complications du côté de l'appareil circulatoire.

Une malade au soixante-deuxième jour eut une phlegmatia *alba dolens* du bras droit. Chez un autre plongé dans une profonde adynamie, on vit au trente-deuxième jour, la main droite œdématiée. Le trente-sixième jour l'œdème gagnait le bras ; le trente-huitième jour l'autre main. Il diminua le quarantième jour puis disparut; le cinquante-septième, les pieds enflèrent à leur tour; l'enfant mourut le lendemain. La maigreur était squelettique ; il existait au moment de la mort des signes d'hypostase du côté des poumons, des eschares profondes au siége, des abcès au coude, à l'une des malléoles.

On ne reconnut que deux fois des complications cardiaques, caractérisées par un souffle à la pointe très-manifeste. Dans la forme arthritique dont l'observation est rapportée plus haut, un souffle mitral, seul indice d'une lésion cardiaque, existait très-fort à l'entrée de la malade le quinzième jour. Il persistait amoindri à la sortie. L'enfant n'avait point eu antérieurement de rhumatisme ni d'attaque de chorée (Obs. II).

Chez le second sujet, le souffle fut bien moins net, parut vers le dix-neuvième jour, dura jusqu'à la convalescence, était mal frappé et présentait de grandes variations dans sa force et même des intermittences.

7° La diphthérie est venue surcharger la statistique du service de deux décès, elle affecta deux formes différentes. Dans l'une, la complication fut annoncée par de l'extinction de la voix, de la raucité de la toux, la respiration étant aussi libre que pouvait le permettre un catarrhe pulmonaire assez intense. Il n'y avait rien dans lagorge, la maladie était dans son treizième jour ; le quinzième jour, en même temps que la respiration devenait moins libre, que du tirage s'établissait, on trouvait une petite fausse membrane sur l'un des bords de

la luette. C'en était assez pour établir la nature de l'obs-
tacle laryngé ; à la dernière extrémité, vu la bonne
constitution, on fit sans grand espoir, la trachéotomie.
Il s'échappa, sous l'influence d'un effort de toux, une
longue fausse membrane tubulée par l'incision tra-
chéale. La vie fut prolongée d'une petite journée. Le
soulagement produit par l'opération peu considérable
(obs. XVI).

Dans l'autre, un petit garçon de 2 ans, était au trentième jour et entrait en convalescence quand la température s'éleva le matin, à 39,7. Il existait une toux
légèrement rauque, la face était bouffie, plombée; les
narines laissaient écouler un liquide séreux, jaunâtre,
d'odeur infecte. Tout le pharynx était tapissé de fausses
membranes diphthéritiques. L'enfant succomba le lendemain à cette diphthérie maligne.

L'autopsie révéla un autre état pathologique, qui
compte rendait parfaitement d'une particularité observée
pendant la vie. On ne pouvait asseoir l'enfant, le tronc
était rigide et présentait une forte ensellure lombaire.
De plus le petit malade se tenait de préférence couché
sur le ventre.

Le cadavre présentait au contraire une saillie de la
région lombaire. Il existait une carie de la quatrième
vertèbre lombaire avec abcès par congestion, l'un assez
volumineux, l'autre naissant.

Les plaques de Peyer présentaient les caractères des
plaques molles.

8° Une fille de 7 ans au dix-neuvième jour avait la
voix éteinte et de la toux rauque ; ces désordres durèrent quelque temps; mais l'examen de la gorge fut tou-

jours négatif et les symptômes de laryngite restèrent simples.

Pour en finir avec les complications, signalons un cas de coqueluche. La complication fut très-légère ; l'enfant eut à peine une ou deux quintes avec reprise pendant les premiers jours de son entrée ; après elle n'eut plus de la toux quinteuse. La coqueluche était probablement antérieure à la fièvre typhoïde et l'axiome « *febris solvit spasmos* » se trouva une fois de plus vérifié.

CHAPITRE IV.

TEMPÉRATURE.

La marche de la température fut suivie avec régularité. Les températures ont été prises dans le rectum, presque dans tous les cas matin et soir. Les courbes thermiques présentent toutefois une lacune ; les température du début manquent pour cette raison que le plus souvent les enfants n'étaient amenés à l'hôpital que la maladie confirmée. Cette réserve faite, les traces thermiques qui ont présenté la plus grande variété vont nous permettre d'établir exactement l'époque d'entrée en convalescence, et par suite la longueur véritable de la maladie dans les différentes formes. En outre, soit dans la période d'état, dans la période de déclin, soit au cours de la convalescence, le thermomètre nous

a fourni des indications toujours intéressantes, souvent
utiles.

Période d'état. — Il n'est aucun tracé complètement
régulier, et cela même dans la période d'état, si ce n'est
le tracé déjà connu, de l'observation que nous avons
donnée, en étudiant les désordres des organes de la respiration.

Nous le reproduisons ici :

	matin	soir
5e jour	»	40,6.
6° —	40,4	40,4.
7e —	40,4	40,7.
8e —	40,2	40,4.
9° —	39,8	»
10° —	39,7	40,2.
11e —	39,9	40,2.
12e —	40°	39,7.
13° —	39,5	40,6.
14° —	39,6	40,6.
15e —	40°	40,2.
16e —	39,4	40,2.
17e —	39,8	40°
18e —	37,9	39,2.
19e —	39,4	39,4.
20° —	39,4	39,5.
21e —	40,1	40,2.
22° —	40°	40,2.
23e —	48,8	39,1.
24e —	39°	mort.

On remarquera que, chez ce malade, il exista dès le début une inflammation pulmonaire de nature tuberculeuse, qui a pu être cause de la tenue régulière de la température, et du peu d'écart des indications vespérales et matinales.

Le plus souvent on a constaté pendant un nombre de jours variables, jusqu'au 8, jusqu'au 12e, jusqu'au 20° une tendance de la température à rester élevée. Elle se tenait au-dessus de 40° tous les soirs, le matin elle présentait des rémissions plus ou moins grandes, et pouvait descendre jusqu'à 39,5, mais rarement au-dessous de ce chiffre.

Nous signalerons, comme faits rares dans les tracés, une fièvre à température modérée, oscillant matin et soir, avec de légers écarts, autour de 39° et qui s'est tenue vers ce chiffre jusqu'au vingt-sixième jour ; une forme assez intense, avec complication d'ascite, qui n'a présenté de rémission matinale notable que le trente-et-unième jour ; enfin, une forme grave, terminée par la mort le quarante et unième jour, a présenté une courte rémission le vingt-septième jour, puis la fièvre a repris, et a monté progressivement jusqu'au développement probable d'une complication qui fut promptement mortelle. Cette dernière partie du tracé est représentée plus loin. (T. n° 5).

Dans la période d'état et dans les formes sévères, le thermomètre a dans certaines observations marqué 41°. Cette température lorsqu'elle existait le soir de l'entrée n'eut pas une grande importance. Mais lorsqu'elle a persisté pendant quelques jours, soit qu'elle se tienne à cette hauteur à plusieurs explorations vespérale consécutives, soit qu'elle se représente plusieurs fois dans le cours de la maladie, les enfants ont succombé. Ces hautes températures ont été accompagnées d'un délire plus ou moins considérable.

Le tracé n° 6 est le plus remarquable que nous ayons recueilli. Il s'agissait d'une forme ataxique. On voit, que comme dans certaines affections cérébrales, la température a suivi une marche progressivement ascendante jusqu'à la mort. Elle est à ce moment du 42°.

Il faut encore citer une fièvre typhoïde grave, avec épistaxis répétées, dans laquelle la température, depuis l'entrée de la malade au neuvième jour, jusqu'à la mort survenue le quinzième, s'est comportée comme il suit : le soir :

9° jour	41,5.
10° —	41,1.
11° —	41,2.
13° —	40,8.
14° —	41,3.
15° —	40,8.

Nous n'avons rien à dire de particulier sur la période d'état dans les formes moyennes.

Dans les formes légères, pour certaines d'entre elles, il fut impossible de distinguer dans le tracé cette période avec celle qui la suit.

La période de décroissance a été aussi souvent irrégulière que la période d'état. Toutefois, dans un certain nombre de cas elle a présenté une marche assez semblable pour que nous la signalions ici. Après s'être tenue dans la période d'état au-dessus ou un peu au-dessous de 40° le matin dans les cas sérieux, elle descendait notablement au-dessous de ce chiffre, la température vespérale pouvant encore le dépasser, puis dans les derniers jours, la température matinale se tenait au-dessous de 38° tandis que la vespérale allait jusqu'à 39° et souvent 40 degrés. Ce que nous avons remarqué de spécial, c'est que dans un bon quart de nos tracés, alors que la température matinale était à 37° ou un peu au-dessus pendant les derniers jours, celle du soir montait jusqu'à 40°, 40,5, puis ces grandes oscillations se terminaient brusquement, les deux températures, celle du matin et du soir se tenant un jour à la normale; ou bien la température du soir descendait elle-même progressivement, de sorte que les oscillations devenaient de plus en plus faibles.

Ces oscillations de la décroissance ont existé dans les formes sévères et moyennes. Tracé 3.

Dans trois ou quatre formes légères le cycle thermique a été tout entier constitué par ces grandes oscillations, en sorte qu'il fut impossible d'y reconnaître une période d'état. Dans un cas il n'y eut pas de taches, et si le père n'était pas mort de la fièvre typhoïde quelques jours avant l'entrée, si les signes thoraciques n'avaient pas fait complètement défaut, on eût pu penser à la tuberculose. Tracé 4.

Chez un autre enfant, une marche semblable de la température, avec des symptômes aussi peu accusés, rendait vraisemblable le même diagnostic, quand des taches passagères apparurent. Au reste dans ces cas, la marche ultérieure de la maladie éclairerait tôt ou tard le jugement.

Dans cette période de décroissance la chute de la température a éprouvé quelquefois des moments d'arrêts.

Le plus souvent, les reprises de fièvre ont été liées à des tentatives d'alimentation. Dans les tracés où elles ont existé, elles se sont produites passagèrement pendant un soir ou deux. Le thermomètre remontait brusquement à 39° et au-dessus, puis revenait le lendemain matin à la normale.

Il n'en fut pas toujours ainsi ; un garcon de 8 ans, entré à la fin d'une fièvre typhoïde, à forme un peu traînante, puisque pendant les neuf premiers jours qu'il fut dans le service, la température se maintenait vers 39° sans tendance marquée à l'abaissement. La langue était nette, on l'alimentait légèrement. Il fut repris de fièvre plus vive le dixième jour après son entrée ; la langue se sécha, des taches parurent à nouveau et la fièvre subit une recrudescence qui recula la convalescence jusqu'au trentième jour après l'entrée, et la température pendant la durée de cette reprise monta plus haut que les jours précédents. On verra mieux en parcourant les chiffres ci-dessous.

Fièvre typhoïde. Recrudescence.

	Jour de la maladie.	T. m.	T. s.
Jour de l'entrée.	1er	39,7	»
	2e	38,9	38,4.
	3e	38,6	38,8.
Vomis. aliment.	4e	38,6	40°
	5e	38,4	38,8.

Recom. à manger.	6ᵉ	38,4	38,6.
	7ᵉ	38,4	38,8.
	8ᵉ	38,6	39°
	9ᵉ	38,3	38,9.
	10ᵉ	39,5	39,8.
Taches rosées.	11ᵉ	39,4	40,3.
	12ᵉ	39,4	39,6.
	13ᵉ	39,5	39,8.
	14ᵉ	39,2	44,4.
	15ᵉ	39,6	40,8.
	16ᵉ	40,2	40,4.
	17ᵉ	39,7	40.5.
	18ᵉ	39,5	40,4.
	20ᵉ	39,8	40,4.
	21ᵉ	39,7	40,2.
	22ᵉ	39,4	40,6.
	23ᵉ	»	40,2.
	24ᵉ	40°	40,6.
	25ᵉ	38,8	40,3.
	26ᵉ	37°	39,6.
	27ᵉ	37°	37,9.
	28ᵉ	37°	38,6.
	29ᵉ	37,3	38,6.
	30ᵉ	37°	37,6.

Le mode de défervescence fut par deux fois si singulier que nous en donnerons encore les températures.

Dans un cas, on avait affaire à une fièvre d'intensité moyenne. Le tracé irrégulier mais néanmoins élevé était resté au-dessus de 40° jusqu'au quatorzième jour. Du quatorzième au vingtième, la fièvre fut moins vive. Ce jour-là, elle remonta le matin à 40°, le soir à 40,9. La figure était très-injectée ; il existait des râles en assez grande abondance dans la poitrine, on craignait le développement d'une complication. Le lendemain les phénomènes horaciques s'atténuèrent et la température présenta la marche qui suit :

		T, m.	T. s.
20ᵉ jour		40°	40.9.
21ᵉ	—	40,5	»
22ᵉ	—	37,6	35,7.
23ᵉ	—	39,4	37,3.
24ᵉ	—	36°	36,4.
25ᵉ	—	37,6	37,4.

Le vingt-cinquième jour, le malade entrait en convalescence ; il fit le trentième jour une rechute qui dura dix-huit jours. De nouvelles taches parurent le troisième jour de la rechute. T. n° 1.

Un garçon de 10 ans avait eu une température peu élevée; le dix-huitième jour il touchait à la convalescence ; la température matinale était de 37°, celle du soir remonta à 40,8, plus haut qu'elle n'avait jamais été. Le dix-neuvième jour, la température du matin était à 40°, celle du soir à 40,9 ; l'enfant qu'on commençait à alimenter eut des vomissements. Le vingtième jour, il vomit encore ; il eut le matin, 35,8, le soir 35,6 ; le 21ᵉ jour 39,5 le matin, 39,8 le soir. Le 22ᵉ jour, nouveaux vomissements. T. m., 35,8. Le 23ᵉ jour, à la fois vomissement et sueurs profuses. T. m. 37°, s. 35.2. Le 24ᵉ jour, il fut mieux ; T. m., 36,4, s. 40,2. Le 25ᵉ jour, le mieux continue : T. m. 35,5, soir, 36. 26ᵉ jour, matin

36,2, s. 36,3. 27e jour, m. 37°, s. 37°. L'enfant sortit 4 jours plus tard. Tracé n° 2.

Enfin chez une petite fille de 8 ans dont on lira plus loin l'observation (Obs. n° VIII), la température fut d'une extrême irrégularité pendant toute la durée de la maladie. La convalescence était établie depuis 3 jours, quand sans cause le 30e jour l'enfant reprit de la fièvre. Le thermomètre marqua même un soir 41°. Cette reprise se termina au 7e jour par une chute brusque de 40° 2 qu'elle avait le soir de ce jour à la normale qui fut atteinte le lendemain matin. Deux jours plus tard, toujours sans cause, la température revint le soir à 40°. Nouvelle reprise au 48e jour de la maladie, qui dura deux jours. Enfin elle eut encore un semblable accès de fièvre le soir du 60e jour ; puis la convalescence ne fut plus troublée.

Pendant la convalescence elle-même il y eut 3 fois des rechutes, deux fois avec taches ; les trois malades étaient des garçons. L'un était convalescent depuis 6 jours ; à la suite d'une imprudence d'alimentation, il fut repris subitement le soir d'une fièvre intense, 41°. Cette reprise dura 7 jours.

L'une des rechutes a été signalée plus haut tout au long. La dernière survint chez un enfant convalescent depuis 12 jours. Il était arrivé quand il rechuta au 30e jour de la maladie. Taches nouvelles au second jour de la rechute. La fièvre ne fut très-vive que deux jours, elle avait disparu le cinquième.

Nous n'avons pas parlé du *pouls*. Il n'a presque jamais donné lieu à des remarques intéressantes. Il nous a été donné de vérifier dans cette épidémie l'observation suivante faite par M. Roger : La fièvre typhoïde est la seule maladie dans laquelle une élévation considérable de la température coïncide parfois avec une médiocre accélération du pouls. — Deux ou trois fois le pouls restait entre 75 et 85 pulsations, alors que la température était de 40°. Chez un de ces malades, pendant une courte reprise de fièvre dans la convalescence, le pouls fut plus rapide qu'au cours de la maladie proprement dite. — Tous les autres malades avaient un nombre de pulsations en rapport avec la chaleur de la peau.

Nous avons rencontré quelquefois du dicrotisme.

Dans les fièvres compliquées le pouls outre sa fréquence devenait mou, dépressible ; il en fut ainsi chez tous les malades qui eurent des accidents thoraciques. Deux fois il était en même temps frémissant, petit, et coïncidait avec des battements du cœur précipités.

La petitesse et l'irrégularité du pouls sont encore notées dans les derniers jours chez une fille emportée par une forme hémorrhagique et le garçon qui eut la péritonite par perforation méconnue. Cette petitesse du pouls, qui eût pu être un excellent signe, n'exista que le dernier jour.

La persistance de la régularité dans les cas de complications nerveuses a été d'un grand secours. Deux enfants ont succombé à des accidents cérébraux, qui auraient pu faire croire à une méningite tuberculeuse, si cette indication n'avait pas manqué.

La date de la *convalescence* sera donnée plus loin.

CHAPITRE V

FORMES DE LA MALADIE ET OBSERVATIONS.

Les symptômes, la température, les complications se sont groupés de manière à constituer différentes formes. En se basant sur l'intensité des phénomènes morbides, on peut les classer en formes légères et de moyenne intensité et en formes graves.

Les deux tiers des malades ont eu des formes favorables qui elles aussi ont présenté des variétés. Il en est dont la symptomalogie a consisté en un mouvement fébrile léger, ou assez vif dans les premiers jours, puis plus tard appréciable seulement le soir et pouvant ainsi durer jusqu'au milieu du troisième septénaire et même plus longtemps. Au mouvement de fièvre se joignirent, dans les cas légers, quelques troubles digestifs, des vomissements, de la diarrhée ou de la constipation ; quelquefois de la céphalalgie, de la fatigue générale, un peu d'amaigrissement, si bien que sans l'éruption spécifique on eut pu momentanément penser à un début de tuberculose. Chez une fille (obs. III, Tr.), les taches manquèrent ; il n'y eut pour tous phénomènes morbides, avec la fièvre, qu'un vomissement et un peu de diarrhée au début, pendant les premiers jours de l'anorexie et de la douleur épigastrique, plus tard de la constipation.

Dans des formes plus complètes, le mouvement de fièvre fut plus vif, put durer jusqu'à la fin du troisième, au milieu du quatrième, ou au commencement du cinquième septénaire.

Le début fut annoncé par des frissons, des nausées, des vomissements, du malaise, des manifestations douloureuses diverses, de l'anorexie qui disparut assez souvent avant la terminaison du mouvement fébrile.

Dans les premiers jours on observa une céphalalgie plus ou moins vive, de l'injection de la peau, de la coloration du visage. L'expression de la physionomie resta naturelle, ou prit un air d'hébétude, rarement de légère stupeur. Parfois, dès les premiers jours, avec une fièvre vive, coïncidèrent du délire, du subdélirium, ou des rêvasseries. Ces troubles se présentèrent plutôt dans le second septénaire. La langue plus ou moins saburrale, généralement humide, se sécha passagèrement en même temps qu'apparurent des fuliginosités buccales. Enfin, le catarrhe bronchique fut léger, deux ou trois fois assez intense ; le ventre exceptionnellement ballonné, plus souvent douloureux. Les taches manquèrent assez rarement. La diarrhée, beaucoup plus fréquente que la constipation à laquelle elle succéda quelquefois, put être assez forte pour s'accompagner passagèrement d'incontinence. Bien que quelques symptômes pris isolément aient été très-prononcés, l'ensemble ne fit jamais craindre une terminaison fâcheuse. L'affaiblissement qui suivit la maladie fut rarement très-marqué.

Formes légères.

OBS. III. — Fièvre typhoïde très-légère. Convalescence le 17e jour.
(Tracé IV)

La nommée F... (Eugénie), âgée de 8 ans 1/2, entre le 23 février 1877, salle Geneviève, n° 5.

Elle s'est toujours bien portée; n'a pas eu la rougeole, ni la scarlatine. Il y a cinq semaines, un de ses frères fut pris de fièvre typhoïde. Il entre seulement en convalescence. Le père atteint quelque temps après vient de mourir.

Elle est malade et alitée depuis 6 jours, depuis le 17 février. Elle eut au début un vomissement et de la diarrhée à diverses reprises jusqu'à aujourd'hui.

Le 23 février au soir, elle a une fièvre assez vive. 120 pulsations. Le visage est naturel, non déprimé. Depuis son entrée elle n'a pas eu de garde-robe, rien dans la poitrine. Elle se plaint d'une légère douleur au-dessus de l'ombilic.

Langue humide, un peu saburrale.— Bouillon, limon., vin.

Le 24. Rien de nouveau. Constipation. P. 120-114. 2 verres de limonade.

Le 25. Fièvre modérée, demande à manger.

Le 27. La constipation a reparu, a pris ce matin un nouveau purgatif qu'elle a rejeté en partie.

Le 28. Le purgatif a produit un peu d'effet hier, aujourd'hui elle est de nouveau constipée.

Le 6 mars. Symptômes toujours négatifs. La température vespérale pour la première fois est à la normale. Est alimentée légèrement.

Le 8. A pris un peu de fièvre le soir (38,3). La constipation persiste. 15 grammes d'huile de ricin.

Le 10. La chute de la température est complète. Le 14 elle va très-bien, s'alimente, n'est pas affaiblie, et peut sortir le 18 mars.

Si la température chez cet enfant n'avait été suivie avec soin, si par les renseignements on n'avait pas appris qu'un de ses frères avait eu la fièvre typhoïde, que son père venait d'être emporté par cette maladie, nul doute qu'on ait pu prendre l'état maladif que présentait cette enfant pour un embarras gastrique, d'autant plus que les taches manquèrent, et que l'appétit reparut de bonne heure.

Pour tout signe de maladie il y eut de la fièvre, et encore une fièvre fort irrégulière, au début un vomissement, un peu de constipation, un peu d'embarras des voies digestives. La maladie doit être considérée comme terminée en réalité le 6 mars; ce jour, le soir la température était à 37°. Elle eut les jours suivants de petites reprises vespérales qui, sans aucun doute doivent être attribuées à l'alimentation. Aucune n'atteignit 37°.

OBS. IV. — Fièvre typhoïde légère. Convalescence au 23° jours.

Le nommé J... (Alexis), âgé de 12 ans, entre le 19 février 1877, salle St-Louis, n° 21.

Il a été pris le mardi 13 février de fièvre, de douleurs dans tous les membres ; n'a pas saigné du nez et n'a pas eu de diarrhée.

Le 19 février soir. T. 40°, P. 120. Se plaint d'une vive céphalalgie, de douleurs lombaires. Pas de douleurs dans les membres. La peau est injectée.

Le 20. T. m., 38,9; s. 39,8 ; P. 108. Même état; langue saburrale. Ipéca 0,60 grammes.

Le 21. T. m., 39,2; s. 40,2 ; P. 108. Il n'a pas vomi hier; mais le vomitif a produit deux selles diarrhéiques. Moins de douleurs de tête, et de douleurs lombaires. La face, les mains, les parties déclives sont toujours très-colorées. Langue restée saburrale. 2 selles diarrhéiques hier. Quelques râles dans la poitrine. Un peu de douleurs dans le flanc droit. Est un peu fatigué quand on le fait asseoir. — Bouillon, limon., vin.

Le 22. T. m., 38,3; s. 39,8; P. 114. Taches rosées. Pas de dépression.

Le 23. T. m., 39,1 ; s. 39,4; P. 108.

Le 24. T. m., 37,9 ; s. 40,2 ; P. 106.

Le 25. T. m., 37,7 ; s. 39,6 ; P. 114.

Le 26. T. m., 38,3; s. 39,6 ; P. 96. N'a plus comme signe morbide que de la fièvre et des taches.

Le 27. T. m., 38,3 ; s. 59,2; P. 128.

Le 28. T. m., 37,9 ; s. 39,2 ; P. 96. Commence à manger de la viande.

Il conserve des températures élevées le soir jusqu'au 7 mai. Il se lève le 9 et sort bien guéri le 18.

Nous résumerons en quelques lignes une dernière observation de forme légère, développée dans la salle. (Tracé VI.)

Obs. V.

D... (Alexandre), âgé de 14 ans 1/2, était entré le 12 février 1877, salle St-Louis, pour une anasarque essentielle, quand le 4 mars l'attention fut attirée sur un mouvement de fièvre qu'avait l'enfant le soir. La température ce soir-là était à 40° ; le lendemain matin, le thermomètre marquait encore 39,2, et le tracé continua comme on peut le voir sur la feuille ci-dessus.

Les 5, 6, 7 mars, il se plaignait d'une légère céphalalgie, il avait de la diarrhée. Bouillons. Limonade vineuse.

Le 8. Des taches rosées assez nombreuses apparaissent. Diarrhée assez abondante.

Le 9. Quelques râles sibilants dans la poitrine, beaucoup de diarrhée dans la nuit précédente.

Le 14. Plus rien dans la poitrine. Encore de la diarrhée.

Lé 15 des taches rosées existent encore. Plus de diarrhée, l'enfant demande à manger.

Il entre en convalescence le 19 mars et sort guéri le 25. Malgré des températures assez élevées, il n'a jamais présenté de stupeur.

Formes moyennes. — Dans ces formes la fièvre a été plus vive et a duré plus longtemps. Tous les symptômes ont existé ; mais leur intensité n'a jamais été telle que la terminaison favorable ait pu être mise en doute. On pouvait presque à coup sûr prévoir la guérison, se fondant sur ce que les lésions moins profondes à cet âge de vie ne réservent que très-exceptionnellement, dans ces cas, les surprises fâcheuses des fièvres de l'âge adulte.

Obs. VI.

La nommée F... (Magdeleine), entrée le 13 septembre 1876, salle Geneviève, n° 23, a été prise le dimanche 10 septembre de céphalalgie, de vomissements, Elle fut purgée le lundi et a conservé de la diarrhée depuis.

Le 13. Céphalalgie, langue sale, diarrhée, ventre un peu développé, sans douleurs abdominales.

Le soir elle a une fièvre vive ; la journée à été troublée par du subdélirium. Elle est abattue T. v. 40,2.

Le 14. T. m., 40°; P. 126. Soir 41°. Tousse un peu ; rien à l'auscultation. Langue saburrale, érythème des parties génitales, rêvasseries nocturnes.

Limonade vineuse, juleps rhum-extrait de quinquina, bouillons, 2 lotions froides.

Le 15. taches rosées. Tendance de la langue à se dessécher. 2 lotions froides. T. m., 40,2; P. 132 s. 40,7.

Le 16. T. m., 39,9 ; s. 40,3 ; P. 120. Taches rosées peu marquées sur l'abdomen, surtout apparentes à la base du thorax, quelques-unes sur le haut des cuisses. Langue un peu sèche. Etat de stupeur très-marqué, 2 selles diarrhéiques hier. 2 lotions froides.

Le 17. T. m., 40,4 ; P. 120. Taches jusque sur les bras ; très-abondantes sur les cuisses. 2 lotions froides.

Le 18. T. m., 39,4; P. 116. s. 39,6 ; P. 112.

Le 19. T. m., 38,9; P. 120. s. 40°. Langue redevient [humide. Léger enduit; a encore de la stupeur.

Le 20. T. m., 39,4; P. 114 ; s. 40,2. Pour la première fois a passé une nuit absolument calme. Tous les jours précédents elle avait des rêvasseries. Diarrhée modérée.

Le 21. T. m., 38,6 ; s. 39,9. Le visage offre un meilleur aspect et se ranime.

Le 22. T. m., 38,6; P. 116 ; s. 40,2. Est moins abattue. Conserve de la diarrhée : un peu de bronchite.

Le 23. T. m., 38,0 ; P. 114 ; s. 39°.

Le 24. T. m., 37,8 ; P. 112 ; s. 38°2. Plus de diarrhée.

Le 25. T. m., 38,3 ; P. 146 ; s. 39,6 ; P. 100 a mangé de la viande. Tousse toujours sans qu'on entende de râles à l'auscultation. Depuis hier elle présente une amélioration considérable, et commence à s'occuper avec plaisir de ce qui l'entoure.

Le 26. Est convalescente. Elle sort dans le courant d'octobre.

Nous mettrons tout d'abord en évidence l'influence heureuse que paraissent avoir exercé les lotions froides sur la marche de la maladie. — Les cas de ce genre ont été rares dans le service.

En second lieu nous ferons remarquer la rapidité avec laquelle tous les symptômes se sont amendés, au poin que cette fièvre fut plus courte qu'on aurait eu lieu de l'espérer au début.

Obs. VII.

Le nommé M... (Ernest), âgé de 5 ans, est entré le 29 janvier 1877, salle St-Louis, n° 5.

Rougeole il y a quelques mois pour laquelle il vint au même hôpital. Il avait toujours été bien portant depuis, quand il y a 5 jours il fut pris de fièvre et de toux. La mère vient d'avoir la dothiénentérie.

L'enfant est malingre, médiocrement développé pour son âge ; aucune marque de scrofule, teint bronzé.

Visage sans stupeur ; toux assez fréquente sans râles à l'auscultation ; ventre non ballonné, sans taches. Constipation ; perte d'appétit. T. 40° ; P. 150.

Le 30. Céphalalgie, est abattu, on trouve dans la poitrine quelques râles sibilants. Douleurs légères, à la pression de la fosse iliaque droite. Une selle diarrhéique depuis hier soir.

Groseille. Juleps quiquina rhum. Lait. Bouillon. T. m., 39,9 ; P. 144 ; s. 40,4 ; P. 150.

Le 31. T. m., 39,7 ; s. 39,9 ; P. 144.

Bronchite plus intense ; ventre un peu ballonné portant quelques taches. Le visage n'est guère plus défait bien que l'enfant aille sous lui en diarrhée.

1^{or} février. T. s., 40,5; P. 144; une épistaxis; taches rosées plus nombreuses. (Lait 500. Cognac 50 gr.).

Le 2. T. m., 39,5 ; s. 39,5; P. 132.

Le 3. T. m., 39,1; s. 39,2 ; P. 120.

Le 4. Les symptômes restent modérés, bien que l'abattement fasse des progrès. La langue est moins humide. La diarrhée ne diminue pas et les selles sont toujours involontaires. L'enfant porte sans cesse ses mains au visage, se fait saigner le nez, s'écorche les lèvres au point qu'on est obligé de lui maintenir les bras. Pas de délire. S'alimente mal. T. m., 39,6; P. 126 ; s. 39,7 ; P. 126.

Le 5. T. m., 39,8 ; s. 39,5 ; P. 144, autant de stupeur. Les lèvres et les narines sont recouvertes de croûtes sanguinolentes. Même diarrhée ; moins de catarrhe bronchique pourtant.

Le 6. T. m., 33,3 ; P. 120 ; s. 40° ; P. 144. Même stupeur. Pousse par instant des cris comme s'il avait une affection cérébrale. Ne veut plus prendre que son « milk punch ».

Le 7. m., 38,4 ; s. 39° ; P. 132. La stupeur diminue. Les signes thoraciques ont disparu ; on doit toujours maintenir les mains. Il a pris aujourd'hui du potage et sucé un peu de viande.

Le 8. T. m., 38,6 ; s. 39.2 ; P. 132. Toujours de la diarrhée. Langue sèche sans enduit.

Le 9. Soir 39,7 ; P. 126,

Le 10. T. m., 38,7; s. 39,2 ; P. 132. Encore de la diarrhée ; l'enfant n'est plus abattu et répond aux questions qu'on lui fait.

Le 11. T. m., 39,9.

Le 12. T. m., 37,6; P. 108 ; s. 39,2; P. 144. Plus de diarrhée.

Le 13. La figure s'anime ; se tient assis sur son lit et mange seul. T. m. et s. 38°.

Le 14. T. m., 37,8; s. 37,7. Réapparition d'une légère diarrhée ; un vomissement l'après-midi.

Du 14 au 26 on l'alimente doucement ; il présente de temps en temps un peu de fièvre le soir. Il est tout à fait bien le 26 février. Il sort le 14 mars.

Cette observation est un type de fièvre de moyenne intensité et par sa durée et par la gravité de ses symptômes.

L'observation suivante fut surtout remarquable par l'irrégularité de la fièvre et la singularité de certains symptômes.

Obs. VIII. — Fièvre typhoïde de moyenne intensité. Grande irrégularité de la fièvre. Douleurs. Plusieurs reprises de fièvre pendant la convalescence.

La nommée H... (Marie), âgée de 8 ans, entre le 4 novembre 1876,
salle Ste-Geneviève, n° 5.

5 novembre. Elle est malade depuis 4 jours; jouit habituellement
d'une bonne santé. Elle se plaint surtout d'une vive douleur dans
l'hypochondre gauche, tousse un peu. Rien dans la gorge; rien
dans la poitrine; rien du côté de la peau. La langue est seulement
un peu sale. T. du 4 au soir, 41,2; du 5 matin 39,6; P. 132. Un
vomitif.

Le 6. T. m., 40,8; P. 144; s. 40,5.

Le facies est coloré, anxieux. La langue blanchâtre au centre,
rouge sur les bords avec tendance à se sécher vers la pointe. Abdomen un peu développé, sans taches, douloureux seulement vers la
fosse iliaque droite. Pas d'éruption. Bouillon. Limon. vin.

Le 7. Tousse un peu; quelques râles sibilants dans la poitrine.
Pas d'aspect typhoïde, délire léger le soir. T. m., 39,5; s. 40,4.

Le 8. Pas de stupeur; pas de céphalalgie; pas de diarrhée, pas
de ballonnement du ventre; taches ombrées; râles sonores assez
abondants dans toute la poitrine. T. m., 40,3; P. 144.

Le 9. Facies étonné; a déliré le nuit. T. m., 40,8; P. 150;
s. 40". 1 bain dans la journée. Huile de ricin.

Le 10. A vomi son huile de ricin; pas de selle. Nuit meilleure.
Bronchite intense. T. m., 38,8.

Le 11. T. m., 40,3. 1 bain tiède.

Le 12. T. m., 40°; s. 40.8. Pas de diarrhée; taches rosées. Toux
très-fréquente. Un peu de stupeur. Un peu d'accélération des mouvements respiratoires.

Le 13. M., 40,1; s. 40,2. Beaucoup de râles; beaucoup d'agitation.

Le 14. T. m., 39,8; s. 41,2. A déliré cette nuit; langue humide
et nette. Est oppressée, 50 R.; teinte légèrement cyanosée des
joues. Le soir le pouls est un peu déprimé, à 140.

Le 15. T. m., 39,2; s. 40,5. Toux encore fréquente; la poitrine
est plus libre; il y a moins d'oppression. Poussée de sudamina.

Le 16. Les râles sont revenus nombreux. Langue toujours humide malgré la chaleur et la sécheresse de la peau. T. m., 40,2 ; s. 40,4.

Le 17. T. m., 39.2 ; s. 40,5. Pouls un peu mou.

Le 18. T. m., 38,6 ; 40,3. Constipation. Le pouls qui avait un peu fléchi hier s'est relevé ce matin. La nuit pour la première fois a été calme. Elle n'a plus la moindre stupeur ; elle est assise et joue sur son lit.

Le 19. T. m., 37,8 ; s. 39,5. Se plaint de diverses douleurs dans les jambes.

Le 20. T. m., 38,2 ; s. 38.8. Elles ont disparu. Très-bonne nuit ; pas d'appétit ; langue un peu saburrale.

2 verres de limonade purgative.

Du 20 au 30, jour de l'entrée en convalescence, elle n'a présenté d'autres symptômes qu'un peu de toux sans râles dans la poitrine, et un dégoût pour la nourriture difficile à vaincre, malgré tous les efforts faits dans le but de lui administrer une alimentation tant soit peu réparatrice.

La température pendant cette période a suivi une marche un peu irrégulière.

On pourra juger du reste.

Le 21. T. m., 38,2 ; s. 38,8.

Le 22. T. m., 38,4 ; s. 40,5.

Le 23. T. m., 39° ; s. 37°.

Le 24. T. m., 38,2 ; s. 39,8.

Le 25. T. m., 39,8 ; s. 39,7.

Le 26. T. m., 37,2 ; s. 38,8.

Le 27. T. m., 37,3 ; s. 37,8.

Le 23. T. m., 38° ; s. 39,5.

Le 29. T. m., 38,2 ; s. 38,2.

Le 30. T. m., 37,3 ; s. 37,6.

Le 3 décembre au soir, après avoir perdu le peu d'appétit qu'elle avait recouvré, elle est reprise de fièvre. 39,5.

Le 4. T. m., 38,5 ; s. 40,5. Rien pour expliquer cette fièvre.

Le 5. T. m., 39,2 ; 40,8.

Le 6. T. m., 38,3 ; s. 41°. Céphalalgie. Elle a vomi dans la journée le peu qu'elle avait pris pour son déjeuner.

Le 7. T. m., 38° ; s. 39,5. ⎫ Toux quinteuse ; parfois con-
Le 8. T. m., 37,8 ; s. 40,2. ⎬ vulsive ; quelques signes de bron-
Le 9. T. m., 37,6 ; s. 38°. ⎭ chite.

Le 10. T. m., 37,2 ; s. 40,2. Cinq selles diarrhéiques de couleur noirâtre. On y trouve des mucosités glaireuses et sanguinolentes et des débris alimentaires mal digérés. Lait. Bouillon.

Le 11 et le 12. La diarrhée continue. Le 12 soir 40°.

Le 13. Est tout à fait bien. Appétit, plus de diarrhée, petit abcès sur la joue droite.

Le 22 décembre, mauvaise nuit. Elle a vomi pendant la nuit et encore ce matin. Elle se tient couchée sur le côté droit et se plaint d'une vive douleur dans l'hypochondre gauche. Est très-altérée. Rien dans la poitrine. T. m., 36,9 ; s. 39,5.

Le 23. Plus de fièvre. Pas d'appétit.

Le 24. A encore vomi. N'a plus de douleurs.

Le 25. Va bien.

1er Janvier 1877, soir 40,2. Elle est reprise de vomissement.

Le 2. Va bien. Sort le 7 janvier.

Formes graves. — Le tiers des malades environ fut gravement atteint. La gravité de l'affection résulta de l'exagération de certains groupes de symptômes. Tous ces enfants à leur entrée, qu'ils fussent au quatrième, au huitième, au quinzième jour de la maladie, étaient profondément abattus ; le visage chez beaucoup exprimait la stupeur ; ils se tenaient immobiles dans le décubitus dorsal. A part de rares exceptions, la température dépassait 40°, atteignait même chez un petit nombre 41°. Tous avaient du délire nocturne ou des rêvasseries, quelques-uns du délire d'action. Ces derniers déliraient également de jour ; les autres, le jour, étaient somnolents ou très-absorbés. Le ballonnement du ventre, peu en rapport avec l'affaissement, n'était très-prononcé que chez un petit nombre. La diarrhée abondante pouvait s'accompagner d'incontinence, le catarrhe bronchique plus ou moins généralisé, d'oppression et de phénomènes hypostatiques. Le pouls, large et mou, faiblissait par moments. Au milieu de cet ensemble, on vit prédominer des accidents ataxiques ou pulmonaires. D'autres malades eurent des complications plus ou moins indépendantes de la maladie principale. Des derniers qui présentèrent surtout le type adynamique, les uns succombèrent, les autres guérirent après une maladie d'une longueur variable. Plusieurs de ces malades ont présenté des eschares ou des rougeurs au siége. A leur entrée en convalescence, ces malades étaient en même temps amaigris et d'une grande faiblesse.

Obs. IX. — Fièvre typyoïde grave. Eruptions furonculeuses. — Abcès multiples au moment de la convalescence. — Guérison.

P.... (Augustine), âgée de 11 ans 1[2, entre le 20 février 1877, salle Sainte-Geneviève, n° 8.

D'une bonne santé habituelle, elle est malade depuis huit jours.

Le premier jour elle eut deux épistaxis et prit le lit aussitôt. On l'a purgée deux fois au dehors parce qu'elle était constipée.

Le 20 février soir. T. 40,2. P. 132. Elle est plongée dans la stupeur, est immobile dans le décubitus dorsal. La langue est sèche, fuligineuse. L'adynamie est si profonde déjà qu'elle va sous elle en diarrhée.

Le 21. T. m., 39,5; s., 41°. Même état de prostration; on peut cependant par des questions la tirer de la stupeur dans laquelle elle est plongée. Diarrhée aussi abondante. Pouls petit.

Limonade vineuse. Bagnols; juleps rhum ext. qqa; bouillon. Lait.

Le 22. T. m., 39,6; s. 40,2. Stupeur plus profonde; on ne peut plus l'en tirer par des questions. Pouls plus ample, mou. Diarrhée moindre. Sur l'abdomen et le thorax abondante poussée de taches.

Le 23. T. m., 40,4; s., 40,5. Même stupeur. Elle se plaint

comme si elle éprouvait quelque souffrance. Les plaintes redoublent si on vient à presser sur la fosse iliaque droite. Diarrhée bien moindre. Etat fuligineux de la bouche. Cataplasme laudanisé sur le ventre.

Le 24. T. m., 38,8 ; s., 39,8 ; P. 150. Plus de diarrhée. Même état de dépression ; a de la tendance à renverser la tête en arrière. Les yeux par moments se fixent et vont se cacher sous la paupière supérieure. Elle pousse des cris fréquents, s'agite dans son lit, se retourne fréquemment, jette les bras de droite et de gauche. On supprime la potion au rhum ; musc 0,30.

Le 25. T. m., 39 ; s., 40,3. P. 144. La déglutition devient difficile ; même tendance à l'ataxie.

Le 26. T. m., 38,3 ; s., 39,8. P. 150. Pas de garde-robe hier. Est toujours somnolente. Plus de calme ; cependant on ne peut la toucher sans qu'elle s'agite, au point qu'il est difficile de prendre sa température ; a toujours des taches. Boit mieux son bouillon et son vin ; refuse le musc.

Le 27. T. m., 38,8. P. 156 ; s., 39,8. P. 156. Même état ataxo-adynamique. Paraît entendre lorsqu'on appelle ; tousse.

Le 28. T. m., 38,4 ; s., 4,2. Pouls 132. La connaissance revient. Elle comprend ce qu'on lui dit ; est bien moins agitée. Tousse davantage. Constipation. Lav. purgatif.

Le 1er mars. T. m., 38,3 ; s., 40,2. Toux plus fréquente. On trouve à la base droite en arrière un point où l'on entend des râles assez fins, — éruption pustuleuse sur l'abdomen ; a été abondamment avec son lavement.

Le 2. T. m., 38,1 ; s., 39,1. P. 126. Une selle spontanée, non diarrhéique. Toujours très-abattue. On reprend l'ext. de quinquina.

Le 3. T. 38,9. P. 120 ; s., 39,4. P. 144.

Le 4. T. m., 38,8. P. 120 ; s., 37,8. P. 102. Aussi déprimée ; langue humide, nettoyée ; après avoir été constipée hier, a eu dans la journée une selle spontanée, abondante, diarrhéique.

Le 5. T. m., 38,3 ; s , 38°. P. 128.

Le 6. T. m., 38,7 ; s., 37,8. P. 102.

Le 7. T. m., 37,5 ; s., 37,2. Aussi déprimée. Agitation la nuit précédente. Petit abcès sur la crête iliaque droite. Erosion du siége. Eruption acnéiforme ayant donné lieu à des ulcérations sur la cuisse droite.

Bouchard.   5

Le 9. Toujours très-abattue. Commence à manger assez bien. N'a plus de fièvre.

Le 13. L'intelligence se réveille bien. Constipation. Excoriations sur le trochanter droit, sur le siége; éruptions acnéiforme et furonculeuse sur le pourtour du bassin qui laissent à leur place de petites ulcérations.

Le 22. On lui ouvre des abcès multiples aux lombes, sur l'abdomen, sur les cuisses. Les éruptions furonculeuses continuent. Au siége, deux petites plaies résultant d'eschares détergées sont en voie de guérison. Elle est bien éveillée, gaie; mange autant qu'on lui permet, et demande à se lever.

Le 8 avril. Va bien. Les ulcérations multiples consécutives à ses éruptions furonculeuses disparaissent. Les eschares sont presque guéries, les abcès taris, sauf un du pli de l'aine droit.

Le 9. On la descend au jardin. Elle sort le 22 avril encore très-faible.

La maladie a été très-grave quoique la convalescence se soit établie dès le vingt-quatrième jour. Il suffit, pour s'en convaincre, de remarquer que l'enfant qui entrait le 7 mars en convalescence sortait le 22 avril encore extrêmement faible. On fera aussi attention à cette coïncidence, qu'avant l'entrée elle avait déjà pris deux purgatifs, et qu'à l'entrée les garde-robes étaient involontaires.

OBS. X. — Fièvre typhoïde à type adynamique. Catarrhe pulmonaire intense. Péritonite par perforation méconnue. Mort.

Bl... (Jean), âgée de 12 ans, est entré le 20 janvier 1877, salle Saint-Louis, n° 25.

Pour toute maladie antérieure a eu la rougeole; il est maigre, paraît vivre dans des conditions hygiéniques déplorables. Malade depuis une quinzaine de jours, il a la diarrhée depuis cette époque. Pas d'épistaxis; délire depuis plusieurs nuits.

Le 20 février, soir. Aspect typhique. Grande prostration. Lèvres fuligineuses; langue dépouillée et sèche. Abdomen peu développé, sans taches. Catharre bronchique. La respiration paraît difficile bien qu'elle ne soit pas très-fréquente, elle ressemble à celle d'un méningitique. A l'auscultation, partout mélange de râles sibilants et sous-crépitants. Anorexie. Diarrhée assez abondante. T. 40,7. P. 108.

Le 21. T. m., 40,5. Mêmes symptômes. Décubitus dorsal; le malade est tellement affaissé qu'il se laisse glisser sur les oreillers. Le pouls est un peu mou ; délire toute la nuit. T. m., 40,02; s., 40,5. Bouillon, bordeaux ; juleps extqqa, rhum. Lotions froides.

Le 22. A été agité hier soir et dans la nuit ; langue sèche avec épais enduit ; lèvres et gencives fuligineuses. Diarrhée abondante, inconsciente. Même type respiratoire. Le catarrhe pulmonaire n'a pas augmenté, mais le côté droit respire mal, et la sonorité y est amoindrie. Le pouls est mou. Intelligence conservée. T. m., 40,2 ; s., 40,5. Pouls 112.

Le 23. T. m., 39,07 ; s., 40,6.

Le 24. T. m., 38,8; s., 40,06. Langue moins sèche ; moins de stupeur. Pas de délire. Pouls moins mou. Il reste beaucoup de bronchite : les selles sont involontaires.

Le 25. T. m., 39,8. P. 100. ; s., 40° P. 104. Est de nouveau plus abattu. Selles involontaires.

26. La diarrhée a un peu diminué ; l'enfant dans la journée a demandé deux fois le bassin. Le ventre n'est pas ballonné. Le malade se tient couché sur le côté. T. m., 39,3 ; s., 39,9.

Le 27. Continue à demander le bassin. Ascension considérable de la température le soir. Aucune imprudence, aucun symptôme fâcheux n'explique cette ascension. 1 lavage. T. m., 38,5 ; s., 41,2.

Le 28. T. m., 37,9 ; s., 40,5.

Le 29. T. m., 38,8 ; s., 39,8.

Le 30. T. m., 39,1 ; s., 39°. La langue se nettoie, est plus humide. La stupeur s'atténue. L'enfant demande ce dont il a besoin. Catarrhe bronchique toujours intense ; poitrine sonore, respiration singulière. On ne trouve plus de pauses comme les jours derniers ; mais les mouvements respiratoires sont irréguliers.

Le 31. T. m., 39,1. P. 75 ; s., 39°. P. 84. Voix faible et entrecoupée. La bouche continue à se nettoyer. Intelligence bien nette.

Plus de diarrhée. Respiration fréquente (60 R.) sans que cette fréquence soit expliquée par l'auscultation.

Le 1er février. Langue humide ; 2 ou 3 selles demi-solides dans la journée. Est très-maigre, très-affaibli. On tente de l'alimenter. Un peu de viande qu'il prend à son déjeûner lui donne une poussée de fièvre.

Le 2. Est très-faible ne peut se tenir sur son lit. Toujours beaucoup de catarrhe bronchique. T. m., 40,2 ; s., 38,9.

Le 3. Même état de la poitrine ; l'enfant est d'une grande faiblesse, engourdi, somnolent. On reprend l'alimentation azotée.

T. m., 39,8 ; s., 39,5.

Le 4. T. m., 39,3 ; s., 40,2.

Le 5. Il mange avec assez d'appétit ce qu'on lui donne. Depuis qu'il prend de la viande sa température vespérale s'élève.

T. m., 39,1 ; s., 39,5.

Le 6. On modère beaucoup la dose de viande.

T. m., 39,2 ; s., 39,3.

Le 7. La maigreur fait des progrès. L'abattement ne diminue pas. Toux fréquente. La respiration se fait mal surtout à droite, submatité. Rougeur de la région trochantérienne droite.

T. m., 40,2 ; s., 4,05.

Le 8. Le soir la percussion est plus claire. La respiration s'entend un peu mieux.

T. m., 40,2 ; le soir, 40,5.

Le 9. T. m., 39,5 ; le soir, 40°.

Le 10. T. m., 40,5 ; s., 40°.

Le 11. T. m., 39,6. On continue à nourrir l'enfant avec beaucoup de prudence, quoique sa température soit élevée. La maigreur va croissant. Il paraît digérer ce qu'il prend. L'état de la poitrine reste le même ; beaucoup de râles disséminés, diminution de la sonorité et du bruit respiratoire à droite.

Le 12. T. m., 41,1 ; s., 41,3. P. 132. Petits frissons. Chaleur ardente de la peau, l'enfant ne veut plus prendre que des potages.

Le 13. T. m., 38,5. ; s., 40,5. Moins de chaleur. Mêmes phénomènes thoraciques. La faiblesse et la maigreur font des progrès.

Le 14. T. m., 39,3 ; s., 39,2. L'enfant a eu quelques vomissements dans la journée.

Le 15. T. m., 39,5 ; s., 40°. Il a encore vomi. Il ne prend presque plus rien. Au repas du soir, il a vomi le peu qu'il a pris.

Le 16. T. m., 40,6. Depuis hier, on ne le dérange plus pour l'ausculter. Faiblesse extrême ; maigreur squelettique. Pouls petit, faible. L'enfant ne s'alimente plus, ne se plaint pas. Il est dans le dernier degré de prostration. Mort à 3 heures de l'après-midi.

Nous avons eu l'occasion de donner plus haut des extraits de cette observation et le résultat de l'autopsie.

On a trouvé une péritonite par perforation ; dans la poitrine, le poumon du côté paraissant le plus fortement touché pendant la vie ne présentait que des altérations insignifiantes. Les plaques de Peyer n'étaient pas encore toutes détergées; il y avait encore des plaques dures en voie d'ulcération, comme si la lésion s'était faite en plusieurs poussées successives. Cette observation est le type le plus parfait de forme adynamique que nous ayons dans nos notes.

Les lotions froides ne paraissent pas avoir produit grand résultat; le catarrhe pulmonaire s'est plutôt accru à la suite de leur emploi.

Obs. XI. — Fièvre typhoïde à type adynamique ; complication pulmonaire. Guérison.

Cl... (Héloïse), entrée le 27 janvier 1877, salle Sainte-Gene-viève, n° 9, est malade depuis 8 jours ; depuis cette époque a de la fièvre et de la diarrhée, a vomi à plusieurs reprises. Depuis 3 jours, délire la nuit.

Le 27, soir. Fièvre vive ; légère stupeur. Ventre ballonné couvert de piqûres de puces devenues ecchymotiques ; pas de taches ; rien dans la poitrine.

T. m., 40,3. P. 138.

Le 28. La nuit a été un peu agitée. Rien de nouveau. Diarrhée.

T. m., 40,1. P. 144. s., 40,2. Limonade vineuse. Bagnols. Lait. Bouillon. Lotions froides.

Le 29. T., 40,4. P. 132; s., 40,6. P. 144. A eu du délire la nuit; état d'agitation que calment les lotions froides. La stupeur fait des progrès. L'enfant est dans le décubitus, dans un état complet de somnolence. Langue moins humide que la veille; abdomen plus ballonné, non douloureux, à peine de bronchite. Lotions froides.

Le 30. T. m., 40,1; s. 40,3. P. 144. Abattement profond. Les traits sont très-pâles; l'enfant est constamment somnolente. La diarrhée est très-abondante; le ballonnement du ventre a augmenté médiocrement.

Dans la poitrine, congestion pulmonaire intense, râles sous-crépitants fins et submatité surtout à la base droite.

Le 31. T. m., 39,9; s., 41°. P. 144.

Râles de bronchite, partout, respiration soufflante dans une assez grande étendue de la base droite en arrière avec des râles fins presque crépitants; à gauche mêmes signes, moins étendus.

Le 1er février. T. m., 40,5; s., 40,7. P. 144.

Même état de la poitrine. Au milieu de ces symptômes, l'enfant, qui est somnolente, n'a pas le visage trop stupéfié; elle n'a plus de délire. Langue humide, diarrhée. Ventre modérément ballonné. Pas de taches.

Le 2. T. m., 39,5; s., 39,5. P. 144. R. 54.

Peu de stupeur. Très-oppressée. Taches rosées. Coloration violacée des pommettes. Dans la poitrine, à droite, en arrière, submatité, respiration soufflante sans râles; en dehors de ce point, râles sous-crépitants moyens et un peu fins; à gauche, en arrière, submatité, souffle avec quelques râles.

Le 3. T. m., 39,2; s., 40,5. P. 146.

Le 4. T. m., 39,6; s., 40°. R. 57.

Le 5. T. m., 39,8. La fièvre du soir est moins vive; la respiration est toujours gênée bien que l'état de la poitrine se soit très-amélioré. Il reste à gauche de la respiration soufflante sans matité avec quelques râles; à droite, bien que la sonorité y soit amoindrie, on ne trouve plus que des signes de bronchite.

Le 6. Même état de la poitrine, respiration gênée, quoique peu fréquente (36 R.).

T. m., 38,4.; s., 40,8.

Le 7. T. m., 38,4 ; s., 40°. P. 144. R. 60.

Pas de diarrhée, a mangé un peu de viande. A moins toussé dans la journée ; l'infirmière fait remarquer que la voix de l'enfant est éteinte. L'examen de la gorge est négatif. Il reste beaucoup d'oppression, dans la poitrine des râles et un peu de souffle.

Le 8, s., 40°. P. 162. R. 60. Voix toujours éteinte. L'état de la poitrine est meilleur. Il n'y a plus pour dire de matité. Encore un point de souffle à la base gauche en dehors et en arrière.

Le 9, s., 39,4. P. 144. R. 57. La langue reste humide ; l'enfant se nourrit un peu. Le souffle est revenu des deux côtés et avec lui de la submatité, surtout à droite ; à ce niveau quelques râles sous-crépitants secs.

Le 10. T. m., 36,8 ; s., 39,2. P. 144. R. 57. Même état de la poitrine.

Le 12. T. s , 39,4. P. 150. R. 42.

Pendant tous ces jours, l'abattement est profond ; la poitrine sonne très-mal des deux côtés. Il est des points surtout à droite où existe une matité presque absolue. A l'auscultation on trouve aux deux points, où il en existait tout d'abord, un mélange de souffle et de râles sous-crépitants. La langue reste humide, et elle continue à prendre quelque nourriture.

Le 14. T. m., 37,5 ; s., 37,2.

Le 15. T. m., 38,4 ; s., 38,1.

Le 16. T. m., 39,4 ; s., 38,2, 48 R. Mange toujours assez bien.

Le 19. N'a plus ou presque plus de chaleur à la peau. Les symptômes thoraciques ne se modifient guère. Elle a encore ce matin du souffle des deux côtés avec quelques râles et seulement de la submatité.

Elle est très-amaigrie, se nourrit toujours tant bien que mal.

Le 22. Mange bien. L'état de la poitrine s'est beaucoup amélioré ; elle n'a plus de matité, presque plus de râles, et l'on n'entend du souffle qu'à la base gauche en arrière et encore dans une étendue fort restreinte. La température vespérale ne dépasse pas 38°. Quelques excoriations au siége.

Le 9 mars. Elle mange bien, reprend de la mine. La poitrine n'est pas encore complètement revenue à l'état normal.

Le 14 mars. État de la poitrine très-satisfaisant.

Elle est sortie le 25 mars ; il n'y avait que quatre ou cinq jours qu'elle était complètement guérie ; elle ne se levait que depuis plusieurs jours et était encore très-faible.

Chez cette petite fille les lotions froides furent employées dans les premiers jours ; elle n'avait, à cette époque, même pas de toux. C'est à leur suite, qu'après un jour de toux, on voit l'état de la poitrine s'aggraver rapidement et paraître des deux côtés un souffle intense, plus étendu à droite, accompagné de matité, de résonnance de la voix. La rapidité avec laquelles sont apparus les signes physiques de la complication confirmerait cette origine. La terminaison, longtemps douteuse, pouvait encore être espérée favorable en voyant l'enfant continuer à s'alimenter tant bien que mal. La convalescence s'établit seulement à la fin de la huitième semaine.

Ors. XII. — Fièvre typhoïde à type adynamique. Catarrhe bronchique intense. Signes de pneumonie batarde le 12° jour ; mort le lendemain. Autopsie.

T . (Dominica), 12 ans 1ı2, entrée le 10 octobre 1876, salle Sainte-Geneviève, n° 22, est alitée depuis le 5, était déjà souffrante les jours précédents.

Ni frisson ni épistaxis.

Céphalalgie, étourdissements, toux, sommeil troublé avant l'entrée ; avait de la diarrhée déjà avant d'être malade.

Le 11. T. m., 40°, 5; P. 132. Délire cette nuit; céphalalgie, étourdissements. Le visage est modérément abattu ; les yeux sont un peu cernés. Langue saburrale. L'abdomen est peu ballonné; depuis l'entrée pas de garde-robe. Douleur dans la fosse iliaque droite. Dans la journée, 2 selles diarrhéiques. Limonade vineuse ; juleps extrait de quinquina, rhum ; bagnols, lait, bouillon. Lotions froides.

Le 12. T. vesp., 40,8; P. 130. Le ballonnement du ventre a augmenté. Apparition de fuliginosités buccales, la langue devient rouge et se sèche.

La pression iliaque est toujours douloureuse et ne détermine pas de gargouillement. Délire toute la nuit ; somnolence; lotions froides.

Le 13. T. m., 40,8, P. 150; s., 40,7. La stupeur fait des progrès; subdelirium. Langue étalée, un peu sèche. Diarrhée assez abondante, selles involontaires. Pouls petit, frémissant ; battements de cœur précipités. Râles sibilants dans toute la poitrine.

Le 14. T. m., 40 ; P. 144 ; R. 60 ; s.,40,5. Adynamie considérable. La petitesse du pouls est plus marquée qu'hier. On trouve à l'auscultation de la poitrine en avant des râles sibilants, eu arrière des râles sous-crépitants nombreux, sans matité aucune. Partout faiblesse du bruit respiratoire, comme si le malade n'avait pas la force de respirer.

Intelligence toujours conservée. La langue toujours étalée, plus sèche. Diarrhée abondante, ventre peu ballonné, pas de gargouillement, pas de taches.

Le 15. T. m., 40,6 ; P. 150 ; R. 56. Même état qu'hier ; oppression très-grande ; les ailes du nez se dilatent à chaque mouvement d'inspiration.

Délire la nuit. Ventouses sèches le soir.

Le 16. T. m., 40.5 ; P. 144 ; R. 54. Toujours très-affaisée. Langue plus humide. Pas de taches, pas de ballonnement du ventre.

Oppression toujours considérable, autant de catarrhe bronchique à la base gauche en arrière, respiration soufflante sans matité. Vésicatoire.

T. vesp., 41,2 affaissement extrême ; ventre déprimé.

Le 13. T. m., 39,3. Oppression très-considérable ; cyanose des extrémités du visage. Souffle, râles et matité à la base droite; n'a plus de souffle à gauche, agitation des membres.

Diarrhée toujours aussi considérable.

A onze heures du matin l'oppression a subitement augmenté ; une sueur froide s'est montrée sur le visage ; la cyanose s'est plus accentuée, et l'enfant a succombé doucement en une demi-heure environ.

Autopsie. — La muqueuse intestinale dans sa partie supérieure est considérablement boursouflée par places ; elle est soulevée par une infiltration de sérosité dans le tissu sous-muqueux. En certains endroits, elle présente une congestion intense.

On trouve dans l'iléon des plaques dures en voie d'ulcération. Elles augmentent de nombre et de volume à mesure qu'on se rapproche de la valvule iléo-cæcale. Celle-ci est complètement couverte d'ulcérations. La rate est assez volumineuse, les ganglions mésentériques rouges et ramollis.

Les poumons sont adhérents par place à la plèvre pariétale. Ces adhérences sont lâches et récentes.

Les deux lobes inférieurs sont noirâtres, gorgés de sang qui s'échappe sous forme d'un liquide à peine spumeux de la surface de la coupe. Il existe par place des points où la coloration tout à fait noire est celle d'un foyer apoplectique. La surface de la coupe n'est pas grenue.

A l'insufflation les lobes inférieurs restent affaissés. Un morceau détaché à ce niveau et plongé dans l'eau tombe au fond.

Cette observation est un bel exemple de fièvre typhoïde avec complication thoracique. Vu l'état grave de la malade cette complication a été promptement mortelle. L'autopsie a démontré qu'il existait aux deux bases, là où on avait entendu du souffle pendant la vie, une congestion passive intense ayant produit par place une infiltration sanguine du tissu pulmonaire.

ORS XII. (Tracé VII.) — Fièvre typhoïde ataxique ; mort à la fin du premier septénaire.

D... (Zélie), 12 ans 1|2, entrée le 18 novembre 1876, salle Sainte-Geneviève, n° 25.

Pas de renseignements ; on sait qu'elle est souffrante depuis quelque temps et couchée seulement depuis le mercredi 15.

Le 18 soir. Facies typhique: Lèvres fuligineuses. Langue peu chargée, encore humide. Pas de ballonnement du ventre ; pas de taches ; une selle diarrhéique depuis l'entrée. Pouls mou, irrégulier, à 138. Délire continuel avec crises aiguës; elle porte sur l'œil gauche une contusion qui a été produite sans doute dans une de ces crises.

Le 19. Même état. On ne peut l'ausculter à cause de l'agitation. Tr. Limonade vineuse, musc, 0,50. Bouillon, bagnols.

Le 20. Pouls faible, frémissant.

Langue un peu sèche. Incontinence des matières fécales. Délire continuel; agitation qui a nécessité l'application de la camisole.

Le 21. Même petitesse du pouls. 180 P. Fuliginosités buccale; exsudations sanguines sur les gencives et les dents. Facies typhique, se grippant par moments. Alors elle se plaint comme si elle souffrait assez vivement de quelque part.

Délire continuel; hallucinations; raideur de certains groupes musculaires. Ventre non développé, pas de taches. L'auscultation pratiquée en avant ne fournit aucune indication; l'enfant tousse, mais surtout quand elle avale.

Le soir. P. 172, toujours petit. Etat d'affaissement semi-comateux. Plaintes continuelles. Chaleur considérable de la peau. Sueurs profuses. Elle meurt à l'entrée de la nuit.

Autopsie. Follicules isolés et plaques de Peyer très-hypertrophiés, non encore ulcérés. L'hypertrophie s'étend aux follicules clos du cæcum.

Ganglions mésentériques et lombaires très-volumineux, rouge-violacé, ramollis.

Poumons lourds engorgés de sang noir, qui a exsudé dans la cavité pleurale.

Rein droit très-augmenté de volume; à la surface de la coupe, on remarque au voisinage de la base des pyramides des foyers ecchymotiques. Tissu paraissant sain.

Rein gauche réduit à une coque fibreuse.

Foie graisseux.

Ici la malignité de l'affection ne fut que trop évidente dès l'entrée de la malade; en effet, la chaleur considérable de la peau, le délire d'action laissaient peu de doutes sur l'issue probable. L'agitation fut trop considérable pour permettre de faire utilement des lotions froides.

Dans l'observation qui suit la mort fut foudroyante ;
il n'était pas possible de la prévoir d'aussi bonne heure.

Obs. XIV. — Fièvre typhoïde ataxique. Mort le 7ᵉ ou 8ᵉ jour.

X...., 12 ans 1/2, entrée le 27 septembre 1876, salle Sainte-Geneviève, n° 7, est souffrante depuis le 15 septembre. Le 23 elle eut un frisson et dut prendre le lit.

Depuis cette époque, elle souffre d'une céphalalgie très-violente avec élancements ; elle a vomi tous les jours ; 2 épistaxis, la dernière ce matin. Elle eut de la constipation jusqu'au 25 ; ce jour elle prit un purgatif ; à la suite de son administration, la diarrhée s'est établie. La personne qui l'amène, apprend que l'enfant a un délire continuel, et qu'au dehors on l'a considérée comme atteinte d'une méningite.

Le 27. M. P. 144. T. 40,6.

L'enfant a toute sa raison ; elle répond parfaitement aux questions. Elle hésite seulement un instant et bredouille.

Le facies est typhique. L'œil toutefois n'est pas trop abattu. Les lèvres sont fuligineuses, la langue sale, mais non sèche. Les narines sont couvertes de sang desséché. Le ventre est ballonné, douloureux partout surtout à droite. Pas de taches. L'enfant se plaint surtout de la tête.

Le soir. P. 136. T. 41,4. Dans la journée plusieurs selles diarrhéiques ; agitation, subdelirium ; semble cependant avoir sa connaissance.

Elle meurt le soir.

Les détails sur l'autopsie manquent. On vérifia toutefois l'existence des lésions de la fièvre typhoïde.

Nous donnerons encore deux autres exemples de fièvre typhoïde grave : dans l'un la gravité de l'affection ut le fait d'un état maladif antérieur, dans l'autre il surgit, dans la période d'état, une complication malheureusement trop fréquente à l'hôpital des Enfants qui amena la mort en trois jours.

Obs. XV. — Fièvre typhoïde survenue au cours d'un purpura ;
épistaxis abondantes et répétées. Mort.

X..., 14 ans, entré le 17 août, salle Sainte-Geneviève, n° 7.

Était d'une bonne santé habituelle ; est à Paris depuis 4 mois.
Il y a deux mois elle a remarqué qu'elle avait des taches sur le
corps. Elle vit dans des conditions hygiéniques mauvaises.

Il y a huit jours l'enfant a saigné du nez pendant près d'une
heure, puis elle a été prise de fièvre, de diarrhée, a vomi. Ces
jours derniers elle a saigné abondamment du nez à trois reprises
différentes.

Le 17 soir. T. A. 40,7. Taches purpuriques très-nettes sur tout
le corps. Ventre peu douloureux. Tremblement de la langue et des
lèvres quand elle parle. Langue rouge à la pointe. Est un peu
sourde, est étourdie dès qu'elle est sur son séant. Diarrhée abondante ; râles de bronchite. Pouls fréquent.

Le 18. 3 lotions froides, 2 lavements froids. Juleps avec
extr. quinqina 2 gr., musc 0,20. Bouillon, bagnols. Soir, 40,3.

Le 19. Prostration complète ; connaissance conservée.

T. m., 39,3 ; s., 40,4.

Le 20. Même état, langue sèche ; subdelirum. Pouls régulier,
large et mou.

Le 21, s. 40°. Lèvres et langue fuligineuses. Anynamie profonde.
Pouls fréquent, petit. Ventre ballonné, non douloureux. Epistaxis
abondante pendant la journée. Juleps perchlorure de fer.

Le 22. Nouvelle épistaxis, s., 40,5.

Le 23. Nouvelle épistaxis, s., 40°.

Elle meurt dans l'adynamie la plus profonde.

Dans l'intestin existaient les lésions de la fièvre
typhoïde. On ne saurait considérer cette fièvre typhoïde
comme un type hémorrhagique. La malade était atteinte,
avant l'apparition de la dothiénentérie, d'un purpura
auquel doivent être rapportées les épistaxis qui ont
causé la mort. L'affaiblissement, produit par la fièvre

typhoïde, a contribué, dans une certaine limite, à augmenter les pertes de sang.

OBS. XVI. — Fièvre typhoïde grave. Croup. Mort.

S... (Marie), 12 ans 1/2, entrée le 16 janvier 1877, salle Ste-Geneviève, n° 6, a été prise subitement, il y a 4 jours, de malaise pendant son travail qu'elle dut quitter pour prendre lit. Elle est courbaturée et tousse depuis cette époque ; se plaint de douleur de tête, de douleur dans le côté gauche. Est constipée.

Le 16 soir, T. 41,3 ; P. 156.

Se plaint encore un peu de la tête ; stupeur légère ; douleur de gorge, rien à l'examen. Langue presque nette, humide. Pas de ballonnement du ventre, faible douleur iliaque. Pas de garde-robe depuis l'entrée. Tousse beaucoup. La sonorité thoracique est normale; à l'auscultation, on trouve le bruit respiratoire affaibli en certains points à gauche en même temps qu'il existe de ce côté des râles sibilants.

Le 17. T. m., 40,8; s. 41°; P. 144.

Délire toute la nuit; épistaxis. A pris ce matin un purgatif; 3 garde-robes. Nouvelle épistaxis dans la journée; on dut mettre la camisole tant l'enfant était agitée.

Limonade vineuse. Bagnols. Bouillon. Juleps avec extrait quinquina 2 gr., musc 0,20 gr. Lotions froides.

Le 18. T. m., 40,4. Une demi-heure après une lotion vinaigrée, 41°; s. 41°; P. 126-130.

La nuit a encore été très-agitée. Peu de stupeur relativement à sa température élevée. Langue presque nette, humide. Subdelirium continuel. Râles sibilants. Ventre ballonné ; pas de taches. Une tache ecchymotique sur le bras droit. 3 lotions froides.

Le 19. Les lotions froides faites hier n'ont pas donné un résultat bien favorable immédiatement. Ce matin la fièvre est moins vive. Les signes thoraciques restent les mêmes; elle n'a comme symptômes fâcheux que sa température élevée. T. m., 40°; s. 40,7; P. 126.

Le 20. T. m., 39,5 ; s. 40,6 ; P. 120-128.

Le 21. T. m., 40,2; s. 40,8.

Le 22. T. m., 39,4 ; s. 40,2 ; P. 118-126.

On a continué les lavages ; l'enfant s'en est trouvée manifeste-
ment mieux. La langue reste humide. Surdité. Est oppressée. Les
résultats de l'auscultation ne révèlent rien de particulier. Les mouvements respiratoires sont d'une médiocre fréquence.

Le 23. Pour la première fois n'a pas eu de délire. Langue toujours nette. Catarrhe pulmonaire intense. On cesse les lavages.
T. m., 39,4 ; s. 40,7 ; P. 132 ; R. 45.

Le 24. Délire pendant la nuit et pendant la journée. Etat de
stupeur très-marqué. On a eu de la peine à lui faire prendre son
potage et elle va sous elle en diarrhée.

A l'auscultation râles sous-crépitants assez nombreux aux deux
bases. Le murmure vésiculaire s'entend mal. T. m., 40,2 ; s. 40,2 ;
P. m. 140 ; s. 126 ; R. m. 60 s. 42.

Le 25. Même état de stupeur. Délire. Langue ayant de la tendance à se sécher. Teint pâle. Douleur dans le poignet. Le ballonnement du ventre ne fait pas de progrès. Pas de taches. T. m.,
39,6 ; P. 116 ; R. 54 ; s. 40,2 ; P. 126 ; R. 44.

Le 26. Prend mieux son bouillon ; moins de diarrhée : plus d'incontinence ; même état de la poitrine. Peut encore se retourner
dans son lit. T. m., 39,4 ; P. 120 ; R. 52 s. 40,7 ; P. 144 ; R. 48.

Le 27. Toux rauque ; inspiration légèrement bruyante comme
dans le croup au début. Les creux sus-sternal et sus-clavicuaires se
dépriment pendant l'inspiration.

Dans la poitrine, on entend assez bien la respiration mêlée de
râles.

Le pharynx est rouge, les amygdales tuméfiées ; il existe une
petite plaque diphthéritique sur le bord droit de la luette. T.
m., 40,4 ; P. 136 ; R. 56 ; s. 40,6 ; P. 132 ; R. 48.

Le 28. Les symptômes du croup sont très-accentués, tirage
considérable.

Vu la bonne constitution de l'enfant, on l'a opérée, sans beaucoup d'espoir, lorsque l'asphyxie a paru imminente. Elle a rendu
après l'opération une longue fausse membrane tubulée venant de
la trachée.

L'opération l'a médiocrement soulagée ; elle n'essaie même pas
de cracher. Deux heures après, la face était encore très-cyanosée,
la respiration paraissait plus libre cependant. T. m., 40,5 ; P. 144 ;
R. 52 ; s. 41,5.

Le 29. Asphyxie. T. m., 39,8. Morte à 11 heures.
On ne put faire l'autopsie.

Durée, terminaisons. — La maladie a offert une durée
variable. Dans les formes légères, la convalescence s'est
établie : 4 fois à la fin de la seconde semaine ; 18 fois dans
la troisième ; 17 fois dans la quatrième ; 2 fois dans la
cinquième. Deux malades ont succombé à des complications dans les cinquième et huitième semaines.

Chez les sujets gravement atteints, la convalescence
s'est établie : à la fin de la quatrième, dans la cinquième,
la sixième et la neuvième semaines. Chez une fille,
bien que la fièvre fut tombée, elle fut retardée par divers
accidents du côté de la peau.

Il est impossible de fixer la durée de la convalescence,
les enfants ayant été envoyés dans des asiles spéciaux
pour attendre leur complet rétablissement. Les divers
troubles qui ont pu se produire à son début ont été indi-
qués plus haut avec la marche de la température.

Douze malades, parmi les grands malades, ont succombé, soit à des acccidents dépendant de la maladie
principale, soit à des complications qui lui étaient plus
ou moins étrangères. Deux sujets ayant des tempéra-
ratures excessives furent emportés par des désordres
ataxiques à la fin du premier septenaire. Un troisième
succomba vers le neuvième jour à des accidents cérébraux ; il avait présenté la veille de la mort une rémission de la température d'un mauvais augure. Deux
morts, dues à des accidents pulmonaires, aux douzième,
quatorzième jours, pouvaient être prévues, d'après l'état
de cyanose des malades, la mollesse, et, vers la fin, la

faiblesse et l'irrégularité du pouls. La mort fut encore causée au treizième jour par une attaque convulsive légère, qui avait été précédée d'autres troubles ataxiques : à l'autopsie, on trouva bien de la congestion des méninges, mais aussi une broncho-pneumonie vésiculeuse, qui avait été méconnue par suite de l'état d'agitation de l'enfant ; trois formes adynamiques se terminèrent d'une façon fâcheuse : au quarante-unième jour, à la suite d'une perforation ; au cinquante-septième jour, par l'épuisement résultant de la suppuration d'eschares multiples ; au septième mois, par suite des progrès d'une tuberculose chronique, ayant eu pour origine les mêmes lésions de décubitus.

Les autres décès furent dus : deux à la diphthérie, au dix-septième et au trentième jours ; à une bronchopneumonie en partie tuberculeuse, au vingt-quatrième jour ; à des épistaxis répétées, chez une malade qui avait du purpura depuis deux mois. Ces diverses complications ont empêché d'apprécier exactement la gravité de la maladie qu'elles sont venues modifier.

CHAPITRE VI.

Le *traitement* institué dans la généralité des cas fut extrêmement simple.

Dans les cas légers, au début, lorsque la maladie n'était pas encore bien dessinée, l'ipéca fut parfois administré lorsqu'il existait un état saburral des premières voies. A part ces exceptions, il n'y eut pas de traitement, à proprement parler, dans les cas légers. Les enfants avaient comme boisson de la limonade vineuse ;

pour toute nourriture, des bouillons et du lait ; sur la fin, des potages. A ce moment, s'ils paraissaient faibles, on prescrivait une potion au rhum et à l'extrait de quinquina. Chez les plus jeunes, elle fut avantageusement remplacée par le mélange suivant : lait 500 grammes, E. de vie 50 grammes.

Dans les cas moyens, on leur donnait encore de la limonade vineuse, mais, dès le début, la potion au rhum et à l'extrait de quinquina. Certains symptômes étaient combattus d'une façon spéciale.

Les cas graves doivent ce nom soit à la prédominance de certains symptômes, soit à celle de la fièvre. L'excès de température dans ces cas devenant une complication qu'il fallut combattre, on s'est servi, avec plus ou moins de succès, de la méthode réfrigérante. Les enfants étaient lavés rapidement, sur un lit de sangle placé auprès de celui qu'ils occupaient, avec une éponge imbibée d'eau vinaigrée ; puis enveloppés d'une couverture de laine, et remis dans leur lit. Ces lotions furent faites une, deux ou trois fois par jour. Dans presque tous les cas où elle fut employée, cette méthode produisit un abaissement de la température, et procura du soulagement (obs. VI). A la suite de lotions faites le soir, dans la période d'état, certains tracés indiquent jusqu'à des rémissions de 2 degrés dans la température du lendemain matin, comparée à celle de la veille au soir. Ce fait s'est représenté à plusieurs reprises, ce qui prouve bien que c'est au froid qu'était dû l'abaissement. Malgré cet avantage immédiat, l'ensemble des résultats ne fut pas favorable. Si, chez quelques enfants (obs. VI), l'état de la poitrine est toujours resté satisfaisant, chez d'autres, en plus grand nombre (obs. XI, XII, XVI), les accidents s'aggravèrent beaucoup à la suite de leur emploi. La malade dont l'histoire est rapportée dans l'observation XI, qui n'avait à l'entrée aucun phénomène thoracique, présenta, après avoir toussé seulement un jour, des signes de broncho-pneumonie. Parmi les malades qui ont guéri, elle entra la dernière en convalescence, au cinquante-septième jour. Peut-être la maladie, abandonnée à elle-même, se fût-elle semblablement comportée, et n'y a-t-il là qu'une coïncidence.

Vers la fin de l'épidémie, les lotions furent remplacées par des bains tièdes ; on ne saurait faire à leur emploi le même reproche. Ils furent administrés même dans des cas moyens.

Le sulfate de quinine fut donné, à la dose de 0,30, quand les malades ont présenté des exacerbations fébriles considérables le soir, ou quand, par suite de lésions pulmonaires, la médication précédente se trouva contre-indiquée.

Contre le délire, la tendance à l'ataxie, on employa le musc, à la dose de 0,20, seul ou dans la potion au quinquina.

La constipation du début, lorsqu'elle persistait, était combattue par les purgatifs doux : huile de ricin, limonade, eau de Sedlitz. Ces purgatifs furent donnés avec prudence. Ils produisaient parfois de l'incontinence des matières (obs. IX). Ce résultat s'observait aussi lorsqu'au cours de la maladie, on les donnait à nouveau si la constipation reparaissait. On administrait alors de préférence des lavements, rendus laxatifs avec le sulfate de soude et le miel de mercuriale.

La diarrhée trop abondante était modérée par une potion au bismuth, additionnée de quelques gouttes de laudanum de Sydenham.

Lorsque la bouche était encombrée de fuliginosités, on la nettoyait avec un pinceau trempé dans l'eau de Vichy.

Les accidents thoraciques n'ont point exigé de traitement spécial.

Tel est le traitement aussi simple que possible qui fut suivi pendant le cours de la maladie. Nous dirons en terminant quelque mots de l'alimentation. Tous nos malades ont été alimentés, et cela le plus tôt possible. Dès que la langue était nettoyée et avait perdu de sa sécheresse, que la diarrhée était arrêtée, quand même la température vespérale se maintenait assez élevée, on leur donnait quelques aliments azotés, généralement un peu de viande grillée. Nous n'avons eu qu'un seul accident, et encore il n'est pas à déplorer. L'enfant, s'il n'eût pas été alimenté légèrement, eût succombé à la maladie, vu son très-mauvais état général. D'autres enfants, quand ce régime azoté fut administré trop tôt, eurent des vomissements alimentaires. On tint compte de l'avertissement, et les tentatives d'alimentation furent reprises avec succès cette fois, quelques jours plus tard. Nous rappelons ici l'exemple de cet enfant ascitique, qui se trouvait si bien de ce régime, auquel il fut pourtant mis, dès le milieu de la période de déclin.

RÉSUMÉ.

1° Les prodromes ont existé dans la plupart des cas mais il fut impossible le plus souvent d'en apprécier la durée, à part quelques cas rares dans lesquels la période prodromique a été close par un frisson.

Exceptionnellement le début a été annoncé brusquement par un frisson ; il le fut presque toujours par des troubles digestifs variables, auxquels sont venues parfois s'ajouter des épistaxis et diverses manifestations douloureuses.

Dans deux cas intérieurs on reconnut l'invasion d'une fièvre continue à la chaleur de la peau.

2° L'appétit, disparu dans tous les cas, a reparu du 13 jusqu'au 32e jour ; les phénomènes fébriles n'étaient pas toujours effacés.

3° Il y avait de la diarrhée au début dans les 2/3 de cas ; lorsqu'elle fut intense elle s'accompagna d'incontinence durable ou non des matières, sans que ce trouble soit en rapport avec l'adynamie. Une incontinence passagère a été observée à la suite de l'administration des purgatifs.

4° La constipation n'exista au début que dans le

sixième des cas. Quelques malades la gardèrent tout le temps de la maladie.

5° L'état de la bouche ne fut pas toujours en rapport avec la gravité de la maladie ; avec une température élevée, la bouche a pu rester humide et la langue ne se sécher que peu de jours avant la mort.

En même temps que des fuliginosités buccales existaient, dans quelques cas seulement, des produits, de même nature, s'accumulèrent dans le pharynx, gênant la déglutition.

6° Le ballonnement du ventre exista dans un 1/3 des cas, et ne fut pas en rapport avec l'adynamie. Exceptionnellement rétracté, le ventre fut le plus souvent naturel. Il a été le siége de douleurs, diffuses ou localisées.

7° La céphalalgie n'exista, ou ne fut pas reconnue chez la moitié des maladies.

8° Chez tous, on rencontra divers troubles des fonctions cérébrales ; chez 25 seulement, souvent dans le second septénaire, du délire ou du subdelirium nocturnes, de la somnolence. Il y eut du délire plus hâtif, et le jour, dans des formes très-graves accompagnées d'une haute température.

Il n'y eut que deux formes ataxiques ; mais quelques malades présentèrent des troubles ataxiques comme de l'agitation continuelle de la tête, de la tendance à son renversement en arrière, qui n'en furent pas moins graves. Une petite attaque convulsive fut mortelle.

9° On remarqua divers troubles de la sensibilité, au

début, et dans tout le cours de la maladie. Une fois les douleurs furent si généralisées et si vives qu'on fit une erreur de diagnostic.

10° Les taches quand elles ont existé se sont généralement montrées dans le second septénaire, le plus souvent le 9e jour. Elles ont manqué dans dès formes trèsgraves, aussi bien que dans les légères.

Un malade eut une reprise de fièvre, avec taches nouvelles vers la fin de la maladie.

Deux eurent des rechutes véritables sans gravité, les nouvelles taches se montrèrent le 2e et le 3e jour.

On trouva une fois des taches ombrées.

11° Du côté du thorax, on trouva, chez plusieurs malades, de la faiblesse, chez l'un de l'irrégularité des mouvements respiratoires.

Le catarrhe exista 46 fois ; chez 33 malades il resta simple, tout en étant plus ou moins intense. 13 eurent des manifestations plus profondes : une pleurésie, un ramollissement tuberculeux coïncidant aves lésions inflammatoires ; des phénomènes d'hypostase accompagnés d'accidents inflammatoires, qui furent le plus souvent hâtifs, et rapidement mortels ; des phénomènes d'hypostase isolés, plus tardifs, et qui n'eurent pas une terminaison fâcheuse.

12° Comme complications, nous avons observé un cas de méningite subaiguë, une perforation, deux diphthéries. deux tuberculoses, une coqueluche, une ascite, deux manifestations cardiaques, trois fièvres éruptives, divers accidents cutanés. Il n'y eut que trois fois des eschares, ce qui tient à ce que les formes de longue durée furent exceptionnelles.

13° La température fut souvent irrégulière, en ce sens qu'elle présenta des écarts assez grands, du soir au matin, tout en conservant une moyenne élevée, dans la période d'état ; cette période fut de huit, douze, vingt jours et plus ; puis la température du matin se rapprochait vite de la normale, et la température du soir, qui restait élevée, décrivait de grandes oscillations. Celles-ci ont pu se terminer brusquement ou lentement.

Dans certaines formes graves, mortelles, le chiffre de 41° fut plusieurs fois atteint, à de courts intervalles.

Dans des tracés de formes tout à fait légères, la température du matin, dès le sixième ou huitième jour, était peu élevée ; tout le tracé, qui n'avait pas de période d'état, était constitué par des oscillations.

La température indiqua plusieurs fois des reprises de fièvre, ou des rechutes.

14° Le pouls, à part quelques cas, où il fut lent avec une température élevée, présenta une fréquence en rapport avec le degré de température. Le dichrotisme fut rare. Dans les cas de complications pulmonaires, on le trouva large, mou. Aux approches de la mort, il fut petit, fréquent, irrégulier.

15° Les 2/3 des malades ont eu des formes moyennes, légères, très-légères et ont guéri, sauf deux qui furent enlevés par des complications plus ou moins indépendantes de la maladie principale.

Dans les cas graves, on devait surtout redouter une

température élevée avec délire intense, où s'accompagnant d'une grande faiblesse, d'un catarrhe bronchique étendu ; la mort dans le premier cas était rapide ; dans le second, elle survenait en peu de jours à la suite d'accidents inflammatoires du côté des poumons vers la fin du second septénaire.

La mort fut encore causée par des complications antérieures, ou concomitantes, sans lien avec la maladie principale, ou aggravées par celle-ci.

Le traitement fut fort simple. On institua la médication tonique. Les lotions froides, peut-être à cause de la prédominance des signes thoraciques, n'ont pas donné ce qu'on en attendait. On employa fréquemment les bains tièdes.

EXPLICATION DES TRACÉS THERMIQUES.

1° Fin d'une période de déclin très-irrégulière ; rechute. Le tracé de cette rechute présente une interruption. La température pendant les quelques jours qui constituent cette interruption s'est comportée comme au début de la rechute.

2° Fin plus remarquable encore d'une période de déclin. Ici les descentes de la température au-dessous de la normale ont été probablement produites par des vomissements alimentaires au début, et qui se sont reproduits spontanément plusieurs fois depuis.

3° Fin d'une période de déclin régulière.

4° Forme légère dans laquelle les taches manquèrent.

5° Fin d'un tracé de forme adynamique. L'enfant est mort le quarante et unième jour d'une péritonite par perforation méconnue. L'apparition de la complication correspond sans doute à l'élévation de température que l'on remarque le trente-sixième jour. Il y eut des vomissements le lendemain.

6° Forme bénigne développée par contagion dans le service.

7° Forme ataxique. Mort le septième jour.

8° Forme extrêmement légère. Taches le neuvième jour.

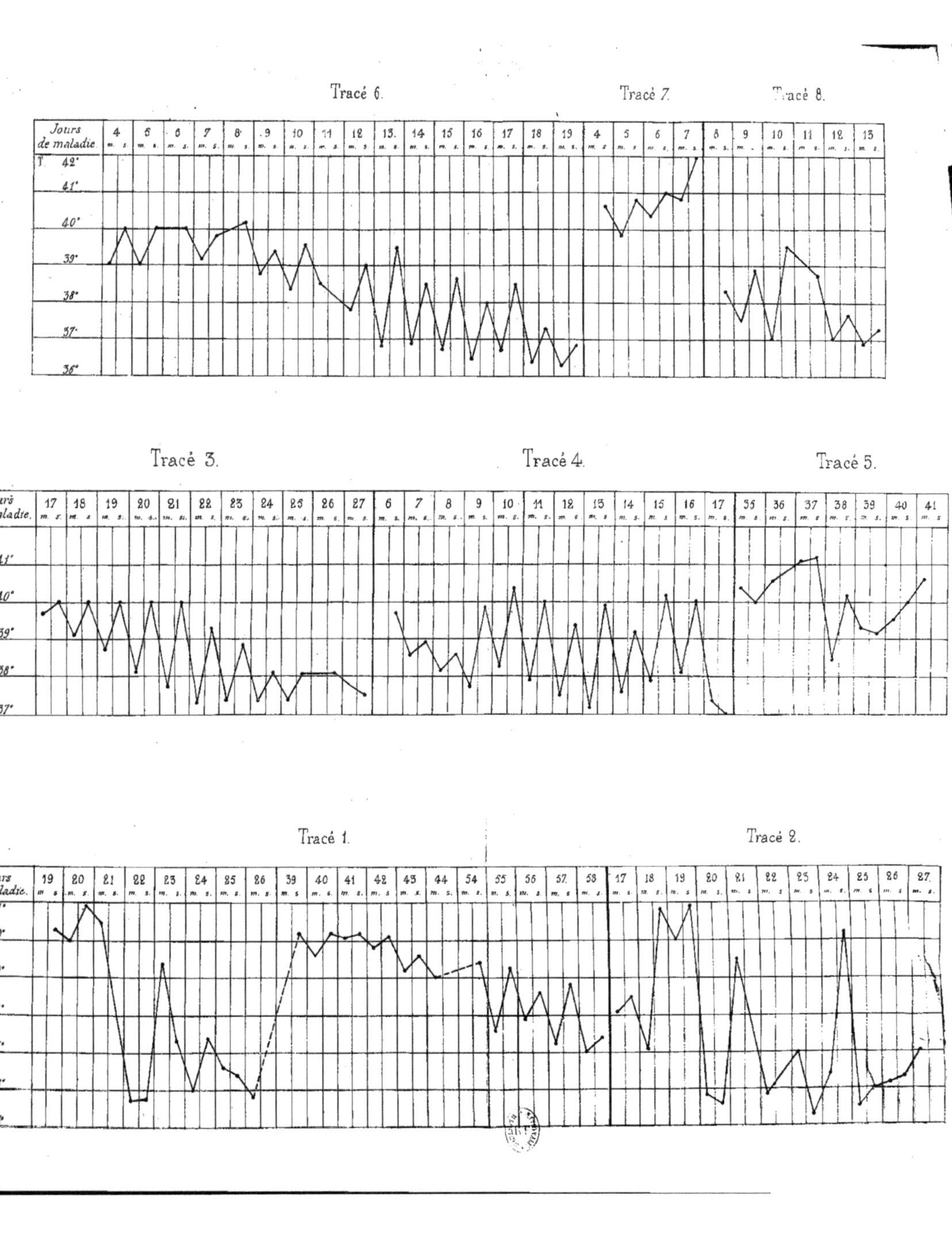

Tracé 6.
Tracé 7.
Tracé 8.
Tracé 3.
Tracé 4.
Tracé 5.
Tracé 1.
Tracé 2.
Jours de maladie
Jours de maladie
Jours de maladie

P . PARENT. imprimeur de la Faculté de Médecine, rue Mr-le-Prince, 31.